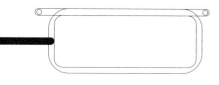

醫魂

The Soul of Medicine

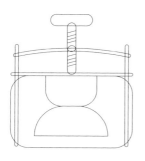

許爾文・努蘭
Sherwin B. Nuland

崔宏立——譯

人類的守護者——給二十一世紀的醫學備忘錄

前臺北醫學大學校長 邱文達

一九三〇年生的許爾文・努蘭教授，幾乎見證著二十世紀後半葉的醫學進展，從五〇年代以來在醫學的領域裡學習、研究、診療，已經比建校超過五十週年的臺北醫學大學還要久，其豐富經歷與淵博學識，堪稱是醫學的一部活史書。

努蘭在醫院實際行醫的時間是三十年，之後轉入教職，在這三十年中，他診療過的患者超過一萬人，再加上從同僚聽聞而來的病例，最後精選成這本像是二十一篇短篇小說的醫學故事集。努蘭有冷靜的眼，熱情的心，從醫病關係洞察人性，透視醫學的本質與目的，將一紙病歷寫成有血有肉的故事，使《醫魂》除成為醫學人文教育最好的示範與教材，故事本身亦極為可觀。

《醫魂》捨棄醫學史的客觀寫法，全書毫無赫赫有名的人物與病歷，而是藉由隱身在化名後的醫者，以第一人稱說出自己最難忘的病人，隱隱回顧五十年來的變遷，光是這個寫法就足見努蘭以人為本的態度。醫學其實是每天上演的悲喜劇，當中有看似小毛病的皮膚科病患，也有罹患盧蓋瑞氏症（Lou Gehrig's disease）只剩下額頭會動的病人。最讓我印象深刻的，是心臟科醫師的故事中，醫生為鼓勵病患的生存意志，在處方箋寫下「一部回憶錄」，還有醫生安排上述的盧蓋瑞氏症患者跟學生分享生命經驗，讓病人成為生命教育的老師。

於是透過努蘭絕佳的文筆，我們不禁大嘆，醫學做為人類生命的場域，為什麼反而有失去人性的危機？在醫療設備與技術大幅改善的時代，醫病關係是進步還是倒退？過去五十年當中有進步，比如隨著女性的解放，女人可以自在地去婦產科就醫，然而檢查儀器的精良卻讓許多醫師忽略身體檢查的重要性，也可能錯過提早發現病灶的機會。再者，各國的社會福利與健保制度，是讓更多人享用醫療資源，還是形成其他的難題，都是值得探討深思的。

醫學與其他科學的不同在於，它的核心始終是人，跟所有人直接相關，是人類的守護者，人類生存價值的改變，往往會直接影響醫學走向。正如努蘭在最終章所言，是因為浪漫主義對於他人疼痛的關懷，止痛與外科麻醉術此後才成為重要的研究對象，並使乙醚在發現三百年後，到十九世紀中期才開始被廣泛使用。所以可以說，能守護人類的還是人類自己，不是科學儀器與藥物。

時值二十一世紀伊始，期待醫學的靈魂能因此書再受矚目，更為臺灣的醫學人文教育注入新氣象。

沒有博士學位的名教授——介紹《醫魂》的作者努蘭醫師

前門諾會醫院暨相關事業機構總執行長 黃勝雄

在臺灣，國內的醫學界，甚至政治圈裡，都常以某個人擁有教育部或考選部認定的「博士」學位來表現或認定他（她）在社會上的成就。這是個很扭曲，很奇怪的事。我要介紹的這位《醫魂》的作者，是一個沒有博士學位，很普遍、平易近人的臨床「外科醫師」。他對美國人的社會，尤其是醫療倫理和醫學人文貢獻之多，使美國的社會沒有一個人不知道他，美國的醫界沒有人不認識他！一個人對下一代的學生，或是醫學院的學生、年輕醫師的影響，應該才是「博士」教授最大的成就和存在的價值。

努蘭醫師（Sherwin B. Nuland, M. D.），一九三〇年出生於美國紐約市的布隆克斯（Bronx）。父母親是一九二〇年代從歐洲移民美國的猶太人，是紡織工廠的工人。母親早逝，所以努蘭從小就和祖母、姑姑住在同一個狹窄的房間，他的書桌是隨時可拆疊式的方形紙板，晚上放在唯一的燈光下寫功課，做完功課，就要拆疊起來放置在門後。在困苦環境中也養成了他細心、認真、有條不紊、努力追求的個性。在布隆克斯高中畢業後，進入紐約大學，然後很順利地進入耶魯大學醫學院。醫學院畢業後就在耶魯大學——紐黑文醫院（Yale-New Haven Hospital）接受外科醫師四年的住院醫師訓練，因為他的認真努力和優異的表現，就被留任在醫院當臨床教授，並行醫做一般外科的各種手術，累積了超過一萬人次的外科經驗。因為他對人文醫學、醫學史以及醫學倫理的興趣，也受聘當耶魯大學人文醫學研究中心的研究員。

努蘭醫師的第一本書《蛇杖的傳人》是他開始整理西洋醫學史的第一部著作。他把歷代對醫學有相當貢獻的醫師一個一個記錄下來，花了很多工夫，在古典書籍中去索尋求證和整理。這是在一九八八年他五十八歲時的努力成果。

當時還沒有電腦搜尋功能，而且他還要在臨床工作上用許多時間去照顧病患，但他還是能夠騰出時間來寫作，可以想見他一定有很好的記憶和有效率的寫作才能。這本書後來成為醫學院教醫學史最好的參考書。他的第二本書是一九九三年出版，書名是《死亡的臉》。他從當年美國死亡率最高的幾種疾病，如心臟的心肌梗塞、癌症和阿茲海默病等的死亡過程中，討論死亡對醫師，對醫療從業人員，對病人及家屬的不同感受和意義。看完這本書的時候，當時我剛從美國回來臺灣，也深深覺得我們應該從臺灣衛生署的死亡統計數字中，寫出類似的書來和國人分享。但想到我自己的能力和名望，寫了也沒有人看，就和黃崑巖教授談起，請他來寫一本臺灣人版的《死亡的臉》。黃崑巖教授當時是成功大學醫學院院長，他說，你是外科醫師，也是臨床的醫師，應該你去寫！可惜，我的毅力和能力沒有努蘭教授好，寫了兩章就束之高閣了。努蘭教授的這本書，變成了美國的暢銷書，占據排行榜第一位有兩、三年之久，也使他成為全美知名的作家之一。這時他六十四歲，也考慮從勞動體力、消耗時間的外科生涯中退休。此後他成為專欄作家，並受邀回耶魯大學的醫學史研究中心，幫助規劃和教學。從一九八八年到現在，他一共出版了十二本書，都和醫學歷史、猶太醫學人物有關。他也從醫學和人文的角度寫過一本有關達文西的書。二〇〇七年，他七十七歲，也許是出於歲月不饒人的心境，又發表了一本《一個外科醫師的抗老秘方》。這書一出版馬上就有十幾種語言的翻譯本，可見他的書是愈來愈迷人了。

《醫魂》是他最新著作（二〇〇九年）。這是他行醫三十年所蒐集或親身經歷過的各種奇特、新鮮、難得一見或感人的故事集，也是一個七十九歲老醫師畢生經歷的故事集。他把本書細分為今日存在不同次專科的故事，並穿插著古代的醫學史，一方面讓讀者從故事中瞭解更多的醫學史，但最重要的信息是告訴讀者，醫學、醫療是一門崇高的志業，從事醫療的人要敬畏生命、尊重病人。作為病人的讀者，也要瞭解從事醫療的醫生們都是很敬業的。

這本書中，努蘭醫師提到了文藝復興時期的一位法國外科醫師昂布瓦斯・帕雷（Ambroise Paré）的病例集。帕雷醫師是一位觀察細微，充滿愛心的外科醫師，為了減輕患者傷口的疼痛並減少感染，他改變當時用燒灼截肢的手術，用絲線絆血管先止血再行截肢。並用蛋黃、玫瑰花油、松香油當敷料使傷口癒合快，換藥時不疼痛又減少感染。他是現代外科——科學外科——的始祖。他改變了中古時代，理髮師兼外科醫師只知道像屠夫一樣做外科的手術，而沒有科學的根基。帕雷的外科個案紀錄成為外科學的經典。努蘭醫師就像昂布瓦斯·帕雷一樣，在外科學、醫學史漫長的歷史演化中，一步一腳印地勸導教誨後進的醫師們，要敬畏生命，要尊重醫魂！

《醫魂》的省思

和信治癌中心醫院院長
美國杜克大學內科教授　黃達夫

每一位醫師在他的行醫生涯中都會有一些難忘的經驗，可能是讓自己感到特別得意的病例、罕見的病情、不尋常的病醫互動，也可能是因經驗不足或一時大意而造成的遺憾，通常都會留下深刻的印象。

醫師作家努蘭教授在他八十年的生命中，曾經從他的師長、同儕以及後輩的觀察與經驗聽到無數有關病人及醫師的故事。他發現醫病雙方的人格特質、文化背景、價值觀與人性的衝撞，往往會造成不同的判斷與醫療決策，也可能因而得到不同的結果。

努蘭教授在此書中共蒐集了二十

一個故事，在他平易近人、引人入勝的述說下，讀來必然會觸動各種正反面的情緒，而絕無無聊的片刻。讀者可藉此一窺醫師的內心世界、醫界的內幕，以及二十世紀後半的醫療史。

不論是經常要與醫師打交道的民眾，或有志於從事醫業的年輕人，都能從這些故事中，體會到人性在病醫的互動與醫療結果所扮演的角色，以及醫療工作的內涵。

但我必須在此提醒讀者，書中的故事大多數發生在數十年前，因為醫療科技的進步及觀念的改變，不少故事的情節都不符合今天醫療品質、病人安全與醫學倫理的標準。因此，我們面對二十一世紀的醫療時，應有更高標準的要求。

然而，儘管科技與觀念不斷地推進更新，好醫師的條件卻永遠不變。除了專業知識與技術外，他必須要有謙遜（humility）的態度與自省（reflection）的能力，同時也要具備不厭其煩、萬無一失的工作紀律，戒慎恐懼地面對病人，不斷地精益求精，才不會造成缺憾，並從而找到生命的意義。

醫學故事百科全書

臺中慈濟醫院院長 簡守信

「但寫真情與實境，管它埋沒與流傳」，雖然是用來描寫文學創作者自我減敏的辛酸與無奈，但用在許爾文·努蘭醫師身上則呈現出兩種不同的風貌。就病歷的寫作而言，寫下的是真實的病情與診斷治療的實境。能把病人治好，不被健保剔退，不會在評鑑時被修理就屬大幸，才不管它會不會被當成醫療範本，這恐怕是許多醫師共同的想法。許爾文·努蘭醫師不但努力的扮演好醫師的角色，更希望這份真情與實境除了對醫學專業的提昇有所助益外，也能感動更多的局外人。由於這份數十年如一日的用心，埋沒當然沒有發生，多少本擲地有聲的作品也就流傳在醫學與文學的大山大海之間。

許爾文．努蘭醫師不但擅於說故事，能把刻板呆滯的醫療過程轉換成劇情緊湊扣人心弦的樂章，還能通古今之變，在浩瀚的醫學歷史中舉出相互輝映的智慧火花。讓提起醫療史，浮現眼前的不會只有華陀幫關公刮骨療傷，而關公仍能神色自若的讀春秋這種kuso畫面；而是透過許多醫學先驅者的敏銳觀察，讓像用沸騰的油來止血治療傷口的恐怖醫療行為，能成為封存記憶的感恩與慶幸。

除了道貫古今外，許爾文．努蘭醫師更是學貫各科，除了他自己本行的外科能如數家珍外，家醫科、心臟科、小兒科、婦產科……也有說不完的故事，這些可以追溯到他在學生時代在各科學習時所遇見或聽聞的個案，呈現的還是如此的鮮活，看不到歲月的斑駁，看到的是橫跨各科的醫療本質——愛與關懷。

這是一本另類的「百科全書」。

說故事的人

詩人・精神科專科醫師 鯨向海

近幾年來，醫教改革的浪潮從西方湧至，醫學人文教育在醫學系的課程中越來越受重視，甚至連住院醫師或主治醫師都有相關的進修課程，頻繁的簽到紀錄與學分算計之中，有時我不禁也懷疑起來，自己是否算是夠有人文素養的醫生呢？

我以為人文素養，看似莫測高深，也許簡單來說，就是一種感動與同理的能力吧。整個醫療環境是緊張的，醫生逐漸失去令人尊敬的社會地位，病人勇於爭取自己的權益，乃此一斷代的趨勢。平日臨床實務繁忙，如果失去從工作之中召喚感動的能力，想必也無法真切同理病人的苦痛；如果一不小心把自己累積的壞情緒轉移到病人身上，當然很容易被以為是冷血動物或者缺乏醫德。是以，老醫生們紛紛皺起了眉頭，彷彿世界的黑暗已然成形，有什麼邪魔的原形即將畢露的感覺，醫學人文的重要性在這個時間點特別被強調了出來——與其說現在的醫生比以往更缺乏人文素養，不如說這是需要更強大的人文素養才能緩和醫病關係的時代。

在醫學院裡教導醫學人文的老師們經常苦於找不到適當教材，那麼努蘭這本《醫魂》的出現或許是一個很好的選擇。據作者的說法，這是一本醫學的《坎特伯里故事集》；暗示著一種在朝聖的途中，大家坦誠分享彼此故事，以增進生命經驗的氛圍。本書蒐集了各科退休老醫生們畢生精華故事，時間約莫都在一九七〇年之前，那是先進診斷工具發明前的年代，各種機械解剖與實驗室技術還沒開始盛行，醫生們仍擅於親手細辨病人個別的病徵苦痛；醫生和病人在床邊對話，努力追尋：疾病要帶領人們前往何處？苦痛到底是為了什麼？

班雅明曾指出「說故事的人……漸行漸遠……說故事的藝術已經接近淪

亡的地步」。現代醫生對症狀和徵候的描述，在忙於應付健保與評鑑制度的雙重壓力下，雖然精密地記錄在病歷上，但太過公式化與抹滅個別性，難免缺乏了「說故事」的感動。努蘭試圖重新召喚這門傳統技藝，汲取口語相傳的經驗風格，並與故事中的人物相互滲透，找回那些在科學理性的監督之下，喪失的醫者與病患共有的想像與情感世界；如他這樣描繪「理學檢查」（physical exam）：「醫者將手放在病患身上，讓兩個人以沒有威脅性的方式相互交流、彼此接觸。兩人的關係因此改變，往往變得更親近、更信任。」那是生命中無可比擬的時刻。

努蘭擅長以醫學史的觀點切入：「行醫最讓人著迷之處，正是那穿越數千年歷史、綿延不斷的脈絡」，因而他的故事瀰漫著懷舊的氣息，正好呼應他對老年病患的迷人詮釋：「老年科醫生把病患當作是細緻的古舊雕刻品，每個線條都可能帶有重要的含義」。所以我們讀到〈老年科醫生的兩個故事〉裡，為了說明身體檢查是重要的古老技藝，他首先連結到兩千五百年前希波克拉底時代的醫學原理，忽然在後話裡又回顧了理學檢查於十八世紀中葉的革命氣息，接著論及十九世紀聽診器的發明等等，博學極了。又如第一則〈外科醫生的故事〉，他質疑醫學文獻中找不到的個案，是否就代表之前無人診治過這樣的疾病？並以十六世紀法國外科醫師《昂布瓦斯·帕雷作品集》與十九世紀初乙醚的催眠性質早已被發現為證；可知努蘭固然注重文獻，卻更重視那些發生過，但不一定被記載下來的歷史——層次儼然的學識背後，仍不忘終需回歸到眼前的病人。這也是他特別強調的這本故事集的特色：「所描述的醫療事實就和原先一模一樣，這並不是一本小說。」

除了別人，努蘭也不吝於揭露自己的生命經歷。在〈神經外科醫生的兩個故事〉裡，主角是原本他並不欣賞其為人的外科同事，最後拯救了一個水腦症小女孩；出乎意料的是，那個小女孩就是努蘭的女兒！這則故事除了病人與醫生的互動之外，也寫到醫生自己成為病人家屬時，如何和醫生同事相處：「當他不疾不徐地完成每個檢查項目後……他擡頭以親切的眼神望看著我們，我從不知道他能有親切的一面。」即使這位外科同事階級與年紀都不如努蘭資深，但那種無助情境，「對他來說，我是個憂心忡忡的爸爸，而他是唯一能提供我安慰與保證的人……」同理心的力量是高貴而超越一切的。

習醫多年以來，我仍不敢確定自己是否真的就有足夠堪用的人文素養了，這個問題看似虎虎生威其實朝生暮死，尤其在如此疲累脆弱的季候裡，我們都需要更多的同理與感動。努蘭在最後一則故事「我所知最令人難忘的醫生」，提到一位美國醫學界的頭號人物，並記下了他一生當中最動人的幾次經歷；其中一件，是這位偉大的丹尼醫師所寫的博士論文結論：「文學及詩學方面的浪漫派運動，改變社會對疼痛和折磨的觀點。」原來，雖然麻醉藥物已經發明許久，但社會信仰都認為身為世人就必然要受苦難，所以這類藥物並不受重視。直到浪漫運動時期，「廣大群眾開始在意他人的痛苦，不再視之為人類必然的宿命後，這類藥劑才因有助於舒緩疼痛而受到重視。」可知人文關懷的動輒得咎，甚至搖撼了整個醫學科學的核心研究方向。

疾病始終是文學書寫的對象之一，近年來疾病誌（pathography）的大量綻放，反映了重返敘事的醫學人文運動的覺醒；也顯示醫學科技進步之後，醫院裡所提供的病歷版本，並無法讓病人們真正感到滿意。在某種意義上，我們仍是那一群打算要前往坎特伯里的朝聖客，眼看生老病死漫漫長途；於此班雅明所謂遇見一位真正會說故事的人，機會日漸稀少的時代，努蘭這本故事集，顯然為我們示範了一種重新說好醫病故事的可能。

目次

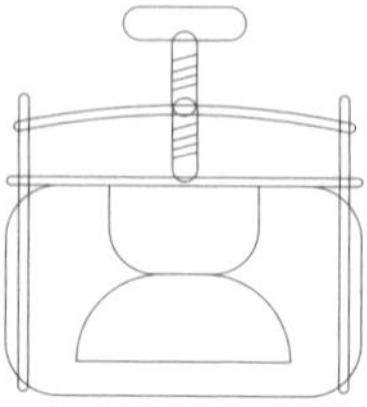

前言

所有醫生都會蒐集故事，我也不例外。身為執業超過三十年的外科醫生，一直到現在我聽過太多病歷描述還有個人回憶。有些故事一下子就深印腦海，至今連細節都記憶猶新。有些故事本身就很有意思，不能只陳述事實以說教為目的。某方面而言，它們教的其實是人性，它有墮落但也有了不起的地方。另一些故事考量的主題都是醫學獨一無二的層面，不論是要將醫學視為科學的一個分支，或是人與人之間關係的一種面向。這本書其實——唯一有點對不起的人是喬叟——就宛如一本醫界的《坎特伯里故事集》。

醫生和病患的每一次關係，都涉及個人與專業的倫理；同時，也是不能公開的行為，倫理上的應盡義務有時不言自明，有時晦澀難解。基於此，我發現某些案例最好能在故事之外加上後話；其他故事我僅採用第一人稱敘述，就像當初我聽到的樣子，在這裡頭我會試著貼近原說書人的風格，因為我相信這樣讀起來才有臨場感。

為了保密，我運用簡單而常見的技巧：把醫療事實重組成一連串的事件，其中除了醫療事實以外，所有東西都經過巧妙偽裝，使病患、醫生還有其他人的真實身分都不至於曝光。因此，被我更動的不只是人名，原本身材高大的人，在文中可能變得矮小；某一族裔的名字，往往會換成另一個族裔；音樂收藏主任，可能換成負責善本圖書室；病患原本可能也不具大學學歷。有些故事不太需要更動，有些則需大幅改寫，不過最重要的是，接下來要說的故事裡，所描述的醫療事實就和原先一模一樣；這並不是一本小說。

用這種方法寫作，也讓我做到一些起初沒預料到的事。由於故事中所提到的醫生都是我長久以來很景仰的同行，改頭換面的寫法讓我有機會一一凸顯醫學倫理的各個面向以及某些技術變遷，還有病患權益社團如何影響他們，或者將來的他們。我在我們稱為醫病關係的神聖聯結多行著墨，也描述師徒關係，這對於醫學知識、判斷、智慧和人格特質的傳承至關重大。而許多醫生對於處理問題都有獨特之處，本書正是在收錄他們的事蹟。

Chapter 1

The surgeon's tale

外科醫生的故事

我們行醫遇過最不尋常的病歷，好像都是在當住院醫生那一段匆忙而混亂的日子裡碰到的。如果要我選病房裡最奇特的經驗，應該是遇上了吉米・泰森（Jimmy Tyson），還有他那充滿膿液的胸腔。

我當時是胸腔科的住院醫生，才正要開始週五深夜的巡房，就聽到羅禮一號病房在呼叫我。我和名叫哈利・克拉克（Harry Clark）的實習醫生一起到場，查看病歷和胸部X光片。患者是位十九歲的小子，三天前因為發燒到華氏一〇三度（攝氏三九・四度）收治住院，片子中看不到他的左胸，完全不透光，然而右半邊卻極為乾淨而無異狀。X光片和病程全都是膿胸（empyema）該有的特徵，可是完全沒有病史或其他任何線索能解釋。膿胸是指胸腔壁和肺之間累積了一堆膿液，其原因是由於胸腔內膜被某種細菌感染的物質刺激。此一內膜，也就是胸膜，分泌或大量流出液體，在肺的周邊形成一個有壓迫性的池子。如果液體積得太多，肺葉就會受到擠壓，導致呼吸不順暢。實習醫生曾經好幾次把空針插入小泰森的胸腔內，試著將液體排出，讓肺臟能適度擴張，順便取一些膿液樣本好化驗侵襲的細菌，可是每回嘗試都無法成功。依照醫療界輕率的「沒事就好，有事再說」作風，他們一直等到週五晚上才尋求外科會診。

這麼晚才被找來，我擺出一副臭臉，拿起更大號、孔徑更粗的空針，在不同高度的三、四處插入這小子的後背與側胸，也試著要抽出一點膿液。一開始，我以為問題只不過是實習醫生欠缺經驗，可是每多插一針，我的疑惑就更加深一層。不論那膿液是什麼，對最大號的空針來說似乎都太濃稠了；雖然這小子的血液培養結果是陰性，實習醫生們最終還是祭出廣效抗生素，希望能稍微控制病情。我一邊工作一邊和那小子聊天，這並不是為了分散他的注意力，而是想探問出一些事情，看看是不是能夠解釋他的情況，不過他只告訴我，他四天前覺得不太舒服，來急診室就醫，然後就變成這樣了，一天比一天還糟。

情勢愈來愈明朗，這小子勢必得進開刀房。我計劃讓他右肩側躺，在某條肋骨上的一小塊地方做局部麻醉，移去大概一吋長的骨頭，打開左胸看看裡面究竟是怎麼回事。接著我要把一根粗管伸進胸腔，至少抽出一些膿液，這樣才能取得樣本做細菌培養，然後慢慢地清光膿液，讓下方被壓迫的肺部能舒展。

吉米是來自新港黑人區粗魯的街頭混混，我們推他進手術室的一路上，他的髒話可沒停過，只有在我一針又一針插入他的胸腔時才閉嘴，發出簡短幾聲咕噥回應我的問話。沒有家人，沒有朋友，我甚至不確定他不情不願簽下的手術同意書究竟有沒有法律效力。當他把文件遞還給我時嘴巴唸唸有詞，我確信他說的是：「真他媽的，反正你怎樣都要動。」你大概可以想見，他問候在場每個人的母親，一個接一個地罵，還把所有人合起來一起罵。

我和哈利替他注射利多卡因（lidocaine），然後我往下切三公分直抵肋骨。我把大概一吋長的肋骨和周邊組織分開，將那一小塊肋骨夾出來，又切開下方更厚的胸膜層。眼前卻是意料之外的狀況。受擠壓流出的可不是一般膿液，那玩意兒呈淺棕色，而且聞起來跟大便沒兩樣。事實上，有幾小塊固狀的糞便隨之流出。我瞧了哈利一眼，他的一雙眼睛露在口罩上方睜得好大，似乎在等我解答一個用不著他開口的問題：這次發病前還生龍活虎的十九歲小夥子，怎麼會有糞便跑到胸腔裡去？

看來我得把胸腔整個打開，因為裡頭不知出了什麼怪事。一旁待命的麻醉醫生和我與哈利一樣摸不著頭緒，不過他很有耐心地向那小子說明，由於病況超出預期，需要進一步的處理，必須進行全身麻醉。吉米只是點點頭，又多罵個兩、三句，不到一分鐘內就睡著了，一根呼吸管伸入他的咽喉。

接下來好戲才真正開始。我把他左半邊的胸腔整個打開後，吸濾瓶裝了大概兩公升這種黏稠、噁心的玩意兒，同時哈利和我撿出的小塊糞便幾乎放滿整個手掌。把胸腔清理沖洗乾淨後，我們換上新的手術袍和手套，拿出全新的無菌器材，好好往裡頭看個仔細。

問題很明顯，只要往下看橫隔膜一眼就真相大白了。橫隔膜是一片很厚的肌肉和纖維，它橫向切過身體中央，分隔了胸腔和腹腔。橫隔膜唯一的開口是三個緊密的小孔，讓食道、主動脈和腔靜脈穿過。除此之外，它就像一道完整無法突破的肉牆，沒有東西能夠通過。你我等一般人的橫隔膜可能還符合以上描述，但這絕不適用於吉米．泰森獨一無二的橫隔膜。吉米的橫隔膜在靠近前方的位置多了一個小洞，很顯然是後天造成的。不知怎的，一小段橫結腸的上緣從下方的腹腔擠了過來，因為孔太小而被掐住、絞窄後穿孔到胸腔。這混亂的場面，胸腔裡所有的廢物，都是腸子往胸腔倒進小塊糞便和糞水的後果。這小子所患的病症，基本上可以稱為屎胸。

我們應該怎麼處理也很清楚。護士重新調整墊布的位置，然後我們用殺菌液清洗他的肚子。我在他的腹部左上四分之一處開了個橫向切口，剛好直抵結腸塞入橫隔膜開孔的那個位置。我用特殊的夾子鉗住受損腸子的兩端，把受困的那一截腸子切掉，和吊在橫隔膜下表面的那段分開。接下來的事情就容易多了，移去穿孔的結腸把健康的兩端取出，透過短短的腹腔切口做為臨時人工肛門，我想三週內就可以再接起來。我們換掉手套，再把注意力轉回胸腔。橫隔膜上的開口好小，頂多用小指就能塞滿。我小心翼翼地縫合修補，合上胸腔，離開手術檯仔細琢磨。此時那小子清醒了，他大聲嘶吼，瘋也似地揮舞手臂。

橫隔膜上怎麼會有個洞呢？它看起來不像是偶爾會在嬰兒身上發現的先天性橫隔膜疝氣；實際上，小洞的樣子看來像是人為的，很可能是尖銳的器具，像是一把窄刃的刀子。這位患者的就醫紀錄只有一張四年前到急診室留下的診斷表，實習醫生在我會診時，告訴我用不著去看那份報告，因為封面上潦草的字跡無法為膿胸的發作提供任何線索。我為了沒有讀那筆資料把自己好好數落了一頓，然後用最快的速度下到內科樓層，那張急診室診斷表仍躺在它的檔案夾裡，夾在一大疊舊病歷當中。

屎之謎團的解答就在這兒。泰森十五歲時被送到急診室來，左邊的胸廓下方有個極短的開口穿過皮膚，長度還不及兩公分，看起來尚未刺穿其下的脂肪層——至少急診室的簡述是這麼寫的。因為傷口看起來不嚴重而且只在表面，值班的實習醫生就用抗菌紗布包紮傷口，告訴這孩子三天後再來回診。結果，他根本就沒有回來過。

如果說這筆資訊讓我覺得自己很蠢，上樓回到恢復室檢查該病人的腹部，更令我加倍懊惱。我太過注意吉米的胸腔，居然忘了仔細檢查其他部分。如今在亮光照射之下，我可以清楚看到那個舊傷口——像刮鬍刀一樣薄，而且已縮短為原本長度的一半，它藏身的地方很容易被發現，就在左胸廓下緣瞪著我瞧。此時那小子已經相當清醒，我問他這小小疤痕怎麼來的，他的回答簡單明瞭：「有個混帳東西要搶我的紅襪隊夾克，我不給，他就捅了我肚子一刀。運氣差一點，那東西可能會刺進我心臟。」再進一步詢問才曉得，那個「混帳東西」一刀往上猛刺直到沒柄，也許是發現事情不妙，才把刀子抽出來嚇得跑走了。當那小傷口平安無事的復原後，吉米以為就此天下太平了，他並不曉得，從此他的橫隔膜就有個新開的破洞，而且它不像皮膚會自己癒合。吉米不曾遇上什麼問題，直到住院前不到一星期的某天，吃完晚飯後開始感到陣陣腹絞痛。幾天後，他開始發燒，呼吸也喘了起來。

事出必有因。那把刀的尖端確實在吉米的橫隔膜左側留下一個永久性的洞。這次發作前大概一星期，有一小段橫結腸穿過那個洞而且被緊緊鉗住，缺乏血液供應，穿孔並把內容物全都倒進胸腔，結果就是手術時發現的那副慘狀。我也不曉得為什麼過了四年之後它才決心搞這一場。我從沒聽過有這種事，事實上，從那個多事之夜起繼續做了三十年的外科手術，我也未曾見到或聽到有什麼例子可稍微和這沾上邊。不過，精采的還在後頭。

我擡頭看看恢復室牆上掛的大鐘，發現已經快要凌晨三點了，也就是說我在外科總查房之前只能有不到四小時的睡眠，那是需要全員出席的每週教學會議。這也代表，再過不久我就要告訴師父史雲生教授，關於我遇到的有趣病人，還有我找出的解決之道，這麼一來我就會被認為足堪大任，遇到全新的醫療問題也能從容以對。我衝回值班休息室，可是太過興奮了，只斷斷續續地小睡片刻。七點半，我準時到師父的辦公室門口，他也正好開門等我來報到，我們習慣在每天清晨同一時間見面，討論前一天遇到的新病人。

我師父是個陰鬱、不苟言笑的瑞典人，這還是他心情好的時候，而清晨通常是他最陰沉的時刻。所以，當我發現師父總是下垂的嘴角，似乎在我熱血的陳述下露出一絲笑意，自是相當驚訝，而且有著不只些許的不安。他的身高比我矮了兩吋，有著兩道我見過最粗黑的眉毛。不過，即使我由上往下透過那毛絨絨的帶刺灌叢觀察，依然能看到他灰藍色的眼睛閃耀著。師父有個習慣，跟著他的每個住院醫生很快就會熟悉，那就是如果他要發表一番簡要的評論，雙腳就會從腳跟到腳掌來回滾動；現在他正開始做這動作。我們習慣稱這動作叫「史氏腳部病徵」，不過這和「史氏聽診器病徵」一比又大為遜色，後者是發表意義重大的談話時才會看到的；這個病徵也出現了。就像當時的許多胸腔外科醫生一樣，教授總是把聽診器的兩支鐵管跨夾在他脖子上，隨時可以在一眨眼間把聽診器放進耳裡，而所謂的「病徵」包括他會把老式金屬聽診器的管子前後甩來甩去。看著兩大指標彼此形成一種和諧的動作，我曉得剛才提到的發現和勝利有危險了，我慷慨激昂的「演說」終了時，更有一股感覺證實以上猜測——最後幾個字大概是這麼說的：「你不覺得我應該把它當作原創性的觀察結果拿去發表嗎？最後可能會被稱為努蘭症。」我第一次看他露出大大的笑臉：「我猜，你以為自己是唯一見過這種事的外科醫生。」我隨口胡言，咕噥地表示他說的沒錯，此時他轉過身要我跟他進辦公室。

卡爾．古斯塔夫．史雲生（Carl Gustaf Swenson）是位見識很廣的醫學史專家，也是古書收藏家，所有的古書他都收在桌邊的高架子上。他踮起腳尖，從最上層的書架抽出一本厚重的古老對開本要我看看書名，幾乎還用不著高中所學的法語就能翻譯：《昂布瓦斯．帕雷作品集》（*The Works of Ambroise Paré*）。我對帕雷這個名字相當熟悉，他是位十六世紀的法國外科醫生，不僅以創新聞名，更寫了很多書記載他在戰場或其他地方治療過的傷患，都是以法文寫成，不像其他有學問的醫生是用拉丁文寫作，只有教養好的人才看得懂。那時代的外科醫生顯然算不上是教養好的人。

史雲生小心地把書放在桌上，用他外科醫生的巧手輕巧翻動書頁，只稍稍動到一點泛著褐色的脆弱紙邊。終於，他翻到目標用手一指，就好像在一張文蘭（Vinland）古地圖上重新發現某個模糊不清的古北歐人（Norseman）城鎮。①「就是這，努蘭，讀一讀！」我花了一點時間，有幾個字還得要教授幫忙，才總算走完這趟文藝復興時期的法國之旅。

帕雷描述的傷患是一位來自杭統涅（Xantoigne）的法蘭西・達朗上尉（Captain François d'Alon），參與一五六七年的拉候樹（La Rochelle）圍城戰，有顆毛瑟槍子彈打到他胸骨的軟骨延伸部位，並由第五和第六根肋骨之間橫向射出。外傷癒合了，但是他每天晚上用完餐後，整夜都會感到腹部絞痛。受傷後第八個月的某天，疼痛突然加劇，幾天後上尉就過世了。解剖驗屍時，發現有一截橫結腸穿過橫隔膜上一個小洞跑到胸腔裡去，時至今日我還記得那幾個字，在褪色而易碎的紙面上盯著我瞧——那小洞「comme un petit doigt」（像小指那樣）。多年後我得到那本書的初版英譯本，成書於一六三四年，譯文如下：「橫隔膜一處傷口，小到你幾乎無法把小指穿過去。」上尉死於我貿然稱為「努蘭症」的病，只不過死得太快，還來不及發展成膿胸。教授把書闔上，請我把它歸回架上原位，然後做了一件與他個性十分不符的事：他用手摟

①譯注：之前提到史雲生醫生是瑞典人，所以敘述者在此開他玩笑，文蘭泛指約西元前一千年，古北歐人在北美洲活動的區域。

住我肩膀，一塊走去參加總查房，彷彿一對父子。

外科醫生故事的後話

行醫最讓人著迷之處，正是那穿越數千年歷史、綿延不斷的脈絡。科學會變，然而人性不變。只要醫治病患的同是人類，就會重複發生同樣的故事、遇到類似的難題，看似新穎的挑戰會一再出現，就好像首次現身。

剛才描述的故事裡，我曾經提到說搜尋了好多年，都沒有再遇過另一個類似吉米．泰森的病例：「我未曾見到或聽到有什麼例子可和這稍微沾上邊」。然而，當我把這幾個字寫在慣用的畫線稿紙上，便開始對這種說法懷疑起來，甚至懷疑是不是某些有醫學背景的讀者會寫信來，提出他或她個人的經驗來反駁我。如今是個電腦搜尋極快的時代，由橫隔膜上未發現之致命脫腸導致的蓄糞症（feculent empyema），要找到幾例不無可能，搞不好傷口也是「像小指那樣」的大小。我遍尋不著，常讀的病例或歷史文獻中也不曾留下紀錄。沒有文獻紀錄究竟表示什麼呢？恐怕沒什麼特別意義。也就是說，文獻找不到根本不代表什麼，只不過是說其他遇到這種例子的人沒有把它記載下來，不論他是在手術室或解剖房發現這個現象；或者，這不過顯示我的電腦技能還不夠純熟。因戰爭或一時憤怒被弄破橫隔膜的達朗上尉和吉米．泰森，真的是唯二兩個腸子穿過橫隔膜的人嗎？我很懷疑。

昂布瓦斯．帕雷是位產量極豐的作家。他記錄每一個他相信多少可以造福醫生同業的病例，結果作品集中竟累積有數百個之多，在這方面他算是獨一無二，當時或之後幾百年來，再也沒有任何外科醫生像他一樣。如果他們也具有這種永不厭煩，把一切都記載下來的動力，誰知道他們會留下什麼？又有誰知道，當今有多少外科醫生不願處理發表一篇病歷報告所必須經歷的編輯瑣事？因此，誰知道到底還有多少個泰森和達朗？

走筆至此我想起一個例子，麻州綜合醫院曾突然大肆宣告，他們在一八四六年某個早上，首次使用乙醚麻醉。在那之前，根本不存在什麼外科麻醉；接下來的幾個星期，它的功效傳遍全世界。哈佛的約翰．科林斯．華倫（John

Collins Warren）執行首次的麻醉手術，他以無懈可擊的權威發言宣稱「外科手術的新時代已展開」。現在看來，華倫以為他是在乙醚麻醉之下進行手術的第一人也只是個幻想，和其他自以為領先或獨特的宣言沒兩樣。

一五四〇年，乙醚由名叫凡柳士．柯達斯（Valerius Cordus）的普魯士植物學家合成，而它的催眠性質至少在十九世紀初就被發現了，當時「乙醚催眠」是追求享樂的年輕人聚在一起的常見消遣。每個參加聚會的人都曉得，只要吸入足夠分量的揮發性蒸氣，就會陷入昏睡。我確信一定有幾位紐約或巴黎的外科醫生利用那種效果，讓病人不感疼痛地截去一條腿，或切除禿頭上不好看的腫囊。但是這些富有冒險精神的人，可能認為乙醚只是簡單——頂多有些大膽——的輔助用品，卻不曾思考他們的所作所為有什麼潛在的重大意義。事實上，在華倫大展身手前四年，上述先驅者中有位來自喬治亞州的克勞福．朗（Crawford Long），已使用乙醚幫某位詹姆士．凡那布（James Venable）切除脖子的腫囊。如果一八四六年的西方世界曾進行詳細調查，當中肯定有一堆醫生進行千百次類似的演出，卻沒有一個人想到要把自己做的事情訴諸文字。

因此，像是「我未曾見到或聽到有什麼例子可和這稍微沾上邊」之類說法，應該再加以修正。直到二十世紀中葉後，我們才會在醫學文獻上讀到實驗室或臨床上的每一項突破性發現，這是要避免哪個愛出聲的傢伙宣稱他擁有專利優先權。吉米．泰森的例子雖讓人印象深刻，但他的獨一無二僅對我成立。

故事最後，我得要交代一下我怎麼會有帕雷那本厚達一千兩百頁的一六三四年英譯版。它是由前一位主人的遺孀交到我手上，再之前是由另一人收藏好幾十年，一直往上追溯到它最初印行那年，幾乎是四百年前。書冊的封面裡塞了一張小小的藍色紙片，上頭清楚列著每一位收藏者的姓名，一直記載到十八世紀晚期。傳承的紀錄中斷了一陣子，才有人在扉頁寫下「一八四六年小湯瑪士．安德魯購得此書」。最近的三位收藏者姓名則接續在藍色紙片下的空間，我是最後一位。這個慣例不會因我的去世而中斷，它將傳給另一位醫生兼歷史學家。雖然那人還不曉得，但我早已挑上他了。

至於吉米．泰森：在一陣嚴重肺炎還有部分左肺萎陷之後，他總算克服所有困難，從星期五的手術室夜間冒險中康復。在恢復中心休養三個星期後，他回醫院把切成兩半的橫結腸接起來；這第二次的手術並不順利。新接合腸子附近的組織，發生了嚴重的傷口感染。等到一切全治好，吉米在醫院以及恢復中心的醫療照顧下，總共待了超過三個月的時間。

我很希望能夠告訴各位吉米由此磨難獲得重生，脫胎換骨重新做人。我自己天真地希望，吉米認清有那麼多醫生以及護士真正關心他後，可以激發個性中的特長，不再被手術室幸運夜前的那種艱苦生活埋沒。

我還繼續想像他的成功故事：吉米找到一份工作，取得高中同等學歷，過著圓滿而有用的生活。這些幻想有可能都成真了，但是，更有可能的情況是相反的。他只回診一次，之後再也不曾回診。曾經照顧吉米·泰森的同仁，沒人再看過他。

Chapter 2

The family physician's tale

家庭醫生的故事

我們做醫生的都被告誡別和病患談戀愛，不過倒沒人說暗戀不行。我的故事要從第一眼看到她那刻說起，那可不能怪我。她是個身材高挑、綠眼珠、蜜色金髮的美女，擁有艾絲特·威廉斯（Esther Williams）的好身材，艾蓮納·法蘭西斯（Arlene Francis）的好頭腦；還記得這些明星嗎？①那時我是個二十五歲的醫學系三年級學生，又矮又呆和現在沒差多少，但她和我講話的態度就好像面對的人是基代爾醫生（Dr. Kildare），就是路·艾里斯（Lew Ayres）在多部影片中飾演的那位俊俏年輕實習醫生。

我真不敢相信自己的好運氣，被指派來為她做入院的病史詢問和身體檢查，那時是一九五五年，我第一天到一般外科當臨床見習生。

她的問題其實再簡單不過了。這位三十二歲的已婚女性，在左乳發現了一個三公分的硬塊。早在一年半之前她就注意到這個硬塊，可是「我不愛看醫生，所以沒有管它，直到有天我刮腋毛有點小感染，才發現有些乳腺已經發炎了。我想大概需要抗生素，就去找費萊醫生，他建議我等感染的部分清乾淨了，要盡快把腫塊切除拿去做活體切片檢查」。她用完整而文雅的句子講話，這一點也不足為奇，因為她是坎特伯里出版社的編輯，而且她老公是位相當知名的政治線記者，即使已過了五十年，我若講出他的姓名你一定都還記得。

詢問病史時只得到這些片片段段的資訊，最重要的部分一直要等到隨後幫她做身體檢查時才會出現。照規定每位女性都要做骨盆檢查，這通常是在助理住院醫生的督導之下由醫科見習生來做。這種安排有兩個目的：檢查並留下紀錄，同時讓住院醫生在學生的背後監督，指導並確保一切程序正確無誤。

這位病患我姑且叫她艾蓮娜・威廉斯（Arlene Williams）好了，兼具我心目中的理想身材和頭腦。一位護士帶我們的病患到檢查檯就位，我把戴上手套、沾有潤滑劑的兩根手指伸進她的陰道口觸診，可是有個摸起來像是塊厚布的東西讓我沒辦法再進去。我擡頭看看站在右後方的住院醫生——一個叫佛克納的人（Joe Forkner②），後來到印第安那州密西根市開業——示意請他親自來做。他坐上凳子想要用同樣的手法檢查，不過我可以看出他也無法前進，就像陰道有塊很厚的組織在中間阻擋去路。他請護士拿光照一照，謎團馬上真相大白（不過很令人驚訝）：我們遇到的障礙是再平常不過的處女膜，但卻異常地厚而堅韌，僅在中央有個直徑不到一公分的小孔，除此之外都堅不可破。這種東西應該出現在沒有經驗的青少女身上，除了經血之外，大概沒別的會通過。

①譯注：艾絲特・威廉斯，本是游泳金牌選手後來投入演藝界，經常在大銀幕上展現泳技。艾蓮納・法蘭西斯，著名電視猜謎節目「What's My Line?」的常客，持續上節目二十五年之久。

②編按：因本書尊重醫療倫理，作者多用Joe為化名，Joe有某人的意思。

我們請威廉斯太太（那時還沒有出現女士這種稱謂）下檢查檯，到清空的會客室坐坐，這樣子我們才不會太不便於（有人這麼說的吧？）請教她，那個非問不可的問題。沒錯，她親口告訴我們，雖然她和先生彼此深深相愛，可是兩人從來都沒法成功地交合，也早已接受上天這樣的安排了。事實上，他們已經進入領養小孩的初期程序。他們放棄了，認為威廉斯太太大概有某種先天的生理結構異常，而且他們都是那種不愛談論私事的人，所以根本沒有請教過家庭醫生這件事。因此，她不曾去找婦科醫生，更不曉得佛克納口中那塊閉鎖、異常厚實的處女膜，只要在她做乳房活體切片的麻醉期間，花幾分鐘進行簡單的切開手術即可。她聽到自己即將擁有正常的性生活，那極為迷人的眼睛為之一亮。接著，當她說一想到能夠告訴先生這個好消息自己有多興奮時，整個人都笑得好燦爛。

我跟各位講的這個故事在今天真是無法想像，不過那畢竟是一九五〇年代中期，許多人對性事還是一無所知。眼前這位高學歷、迷人的年輕婦人，結婚七年來都不曉得，無知害她不能享受每個女人理應享有的滿足感。佛克納說他會告訴主刀的華勒斯醫生（Dr. Wallace）這個情況，而且下午就會有婦科醫生來找我們這位病人，安排處女膜切開的手術。我和佛克納一起走過長廊，我們都很訝異居然會遇到這種事，簡單的乳房活體切片檢查，居然改變了兩個人的生活。

待佛克納離開，我又走回去向威廉斯太太把整件事再解說一遍，並請她在手術同意書上簽名。這是我第一次請病人簽署同意書，而且這張同意書上有我見過最奇怪的手術組合。

那時所有乳房活體切片檢查都需要住院，而同意書都要告知病人，如果切片結果是陽性就會做乳房根除術，即使像威廉斯太太這種可能性很低的情況也一樣。因此，我在表格填寫手術名稱的空位，寫上「乳房活體切片檢查、乳房根除術以及處女膜切開術」，當晚公布欄的手術室時程表上也會這麼寫，我敢打賭醫院裡有很多人都會注意到。

隔天清晨，威廉斯太太（其實此時我們已經以艾蓮娜和查理相稱了）在一片歡欣的氣氛中被推進手術室。她的故事在手術室人員間傳開，大家都為她感到高興，尤其是華勒斯醫生。不單單因為華勒斯是最溫柔和善的資深外科成員，事實上，他也是艾蓮娜父親的大學同學及老友。華勒斯醫生是看著她長大的。

麻醉科醫生在艾蓮娜耳邊說了幾句鼓勵的話，她就進到一個安詳、如我們所預期的那個睡眠狀態。她肯定已開始期待和深愛的男人一同跨出改變兩人關係的那步。呼吸管插入氣管後，護士旋即幫她把腳放到跨凳上，不出五分鐘，婦科醫生就把那堅韌的處女膜劃開了。我照著佛克納教我的步驟準備左乳房手術，華勒斯則小心翼翼地把腫塊切除。送給樓下的病理學家做立即冷凍活體切片檢查前，他把檢體拿在手上研究一番。我發現醫生的眼神突然顯得有些困擾，好像有什麼不對勁。他要佛克納把小小的切片傷口縫合，自己從手術檯退開幾步，要了一支乾淨的解剖刀，好把剛才割除的組織切開。

「這可不妙，」他不開心地喃喃自語，在手術檯邊的我們都聽得一清二楚。這幾個字一定讓每個人都像我一樣感到背脊發涼，尤其是當他之後又接著說：「砂砂的——是硬的。」華勒斯描述的，是惡性腫瘤。

冷凍切片的驗檢報告要等十五分鐘才會透過內部電話回報，這十五分鐘是我在各個外科實習整整十二個星期當中最難熬的時刻。病理醫生以不帶情感的聲音證實了癌症診斷，還加上他的見解：「看起來相當具攻擊性。」佛克納和我默不作聲，拿掉活體切片檢查用的蓋布，著手清潔患者胸部以及上臂的一大片區域，準備做乳房根除術。

移除乳房以及整個位於腋下的相鄰腋窩組織，大約用了四個鐘頭。要縫合這麼大範圍切除的傷口，必須用到皮膚移植。整個工作小組除了必要的溝通外，一直很安靜。我可以聽到麻醉儀器的每一個嘆息。

等固定皮膚移植物的最後一針都縫好，華勒斯把全部的檢體——那些原本應該是美麗的乳房以及腋下——放在小小的器械檯上，好仔細摸一摸那堆腋窩組織所包含的淋巴結。「摸摸看，佛克納，告訴我你的看法。」他指了指腋窩脂肪層最上面、離乳房最遠的幾個淋巴結。佛克納也認為它們很硬，幾乎可以確定是癌症擴散處。原以為是腋下輕微皮膚感染導致的淋巴腫大，實際上滿是惡性腫瘤。在當時，發現惡性腫瘤滲透最高層淋巴結，等於被宣判了死刑。這位健康有活力的婦女體內，本應是良性的乳房腫瘤，真面目居然是夢想的摧毀者，一個殺手。

兩名護佐把艾蓮娜的輪床由手術室推往恢復室的路上，華勒斯、佛克納和我依序跟在後頭，形成一個莊嚴的隊伍。華勒斯醫生等待病患完全醒過來好向她解釋病情的空檔，我們似乎不該走得太遠，所以大夥兒不發一語，坐在通常供住院醫生寫術後醫囑的桌子旁。華勒斯的眼睛，一秒都沒離開過她。

不到十分鐘艾蓮娜就醒了。她和護士說幾句話，要了水啜上幾口，華勒斯從椅子上站了起來，舉步艱難地緩緩移到她床前。佛克納和我緊跟在後頭，就好像這樣能多少給他一些力量，支持他完成應盡的義務。艾蓮娜一見到他就露出燦爛的笑容，那天佛克納和我告訴她，處女膜切開術一定會徹底改變她的人生，她也是笑得這麼甜，這麼美。「一切都結束了，真好，對不對？」她輕聲說道，眼睛閃閃發亮，就像是人生的書即將翻往美好新頁。華勒斯出聲前猶豫了好一陣子，然後說：「艾蓮娜，我們有點事需要討論一下。」

家庭醫生故事的後話

家庭醫生的故事，講的是半個世紀之前發生的事情。那時候，乳癌擴散到腋窩的最上層淋巴結幾乎等於是被判了死刑，尤其是對年輕女性而言。我加了幾乎二字，因為我們知道這一類腫瘤的病程還是具有個人差異。有時某位預後很差的女士又活了幾十年而不見惡化。反之，有時治癒機率應該很高的，結果卻完全相反。

每個器官的每個腫瘤都有它不可知的生物學特性，在影響其生長進程和治療效果，乳房的惡性腫瘤尤其如此。正因為存在這些因素，預測才會如此困難，長期的展望才會如此不明確。不管怎麼說，若有一群年輕女子的病症如以上故事所描述，可以確定的是幾乎所有人都會在三年內過世──如果那是一九五五年的話。艾蓮娜．威廉斯就是如此。手術後不到六個月，她的身體就出現癌細胞轉移到肝及肋骨的跡象。一年後她就過世了，那時還沒有什麼方法能救她一命。

如今情況已大不相同。現在如果有位女士的病情和艾蓮娜一樣，乳房並不需要動這麼大的手術；腋窩淋巴結的抽樣檢查會取代大面積的切除，先進的化學治療、放射線治療，還有荷爾蒙治療，都有相當的機會能減緩甚至中止她的病程好一段時間，有時還會一直保持下去。術後幾個月的虛弱程度，也會比做乳房根除術的艾蓮娜輕微許多。初次療程之後，她的生活會比艾蓮娜最後的十八個月有品質。此外，也許是最重要的一點，處在二十一世紀第一個十年的艾蓮娜，一旦發現乳房有腫塊（甚至在發現之前）一定會去做乳房攝影。雖然一九二〇年代就有人提議要用標準器材，以小劑量X射線進行乳房造影，實務上卻很少被採用，一方面是因為可信度不高，另一方面是因為多數女性對於被診斷出乳癌所抱持的態度：她們認為它帶有難以承受或啟齒的羞恥感和負面印記。那時，乳癌幾乎要比其他任何的癌症更不可說，更難承認。直到一九六〇年代，才出現專門為乳房攝影而特製的X射線儀器。放射線診斷很快就變得更為準確，放射檢驗師開始有乳房攝影的專門分科，還發展出活體切片檢查與早期診斷的X射線判定準則，並愈來愈精準。

沒過多久，又發生了另一項改變，在當時這可比乳房攝影更具有影響力。一九七四年，成為美國第一夫人沒幾個月的福特太太，公開宣布她最近被診斷出罹患乳癌並接受根除術治療的消息。有了第一夫人的榜樣，副總統夫人洛克菲勒也決定要去檢查一下自己的乳房。結果發現有個小腫塊是惡性的，所以她就到紐約的斯隆—凱特林紀念醫院接受乳房根除術。她和福特太太一樣，選擇把自己的事情公諸於世，希望其他婦女能因此受到鼓勵，在面對這被普遍懼怕的不名譽隱疾時，變得更主動積極。這兩位深思熟慮又有遠見的女性所展現的公眾勇氣與負責態度，立即可見的成果（真的是立竿見影般）就是鼓勵了成千上萬的婦女檢查自己的乳房，尋求醫療意見並接受乳房攝影。這深陷羞恥的疾病，突然成為眾人合力打擊的目標，拯救了無數生命。

即使像艾蓮娜．威廉斯這種「不愛看醫生」的婦女，也開始大批大批找人做檢查，結果就是發現許多往往能治癒的初期癌症。我記得很清楚，在一九七〇年代末我曾說過，這兩位勇敢而愛民的女性應該被頒發諾貝諾醫學獎，因為她們成功地除去一項駭人疾病的負面標記，並親自出馬做為催化劑，這一定造就了為數可觀的治癒案例。我相信，艾蓮娜如果生在一九七〇年代中期之後，而不是一九五〇年代末，一定就不會那麼排斥為了乳房的腫塊去看醫生。她是否能被治癒還在未定之天，可是早期診斷必將大大地增加她康復的機會。

近年來，核磁共振造影掃描也被列入診斷建議的清單，因為這種檢驗法被發現能辨認出標準乳房攝影以及超音波偶爾會漏掉的癌症。如今美國癌症學會建議，被歸類為高風險族群的婦女（原因很多，像是已知的乳癌基因突變或嚴重的乳癌家族病史）每年除了乳房攝影之外，還要做核磁共振造影。核磁共振造影掃描對於乳房組織密度特別高的女性更有用處，她們的乳房含高比例的腺體和結締組織，脂肪所占的比例很少。

我提筆記錄家庭醫生的故事後沒多久，收到一張病人寄來的賀卡，她的故事剛好切合主題。瑪麗·卡西理奧（Marie Consiglio）是一九八六那年，由坎特伯里五十哩外的醫生轉介給我的。她的乳癌已發展到連那位醫生都不知所措，他從來不曾見過這麼糟的狀況，只好寄望教學醫院的同行能提供治療並替她清理局部傷口。

對於瑪麗．卡西理奧最貼切的描述，就是粗枝大葉的個人主義者，無論什麼事都專斷獨行不管別人，也不太聽醫療專業人員的意見。我一直認為她的頑固倔強以及好鬥的機智，其實是要隱藏她對重病的深沉恐懼，但我沒法證明這一點，即使之後幾年交談過無數次也沒有任何線索支持我的論點——完全沒有，我只知道，我面前這位聰慧的女士，一點都不想為她的癌症尋求專業醫療，直到她的皮膚潰爛，整個右邊乳房組織敗壞了好大一塊。毫無疑問地，如果瑪麗已婚，她老公早就要她去看醫生了。然而，出於或這或那的理由，這位美麗、聰明（在此我還得加上「誘人」二字）的女子下定決心保持單身，而我認為她應該不乏追求者。

用最淺白的話來說，瑪麗．卡西理奧的胸部已爛成一團。外科手術幫不上忙；光是為了得到差強人意的治療效果，就要除去下至胸腔的大量組織。而且就算術後能恢復而且沒出現複雜的術後感染，最好的期待也僅止於美觀考量：爛掉的部分可以移除，可是乳癌意謂著在她體內某處，一定有未被發現的腫瘤（我們只能期望它的規模比較小，還沒有長大）。

該怎麼辦呢？我徵詢放射治療和化學治療的同事，一起擬出一套方案，在瑪麗終將死去前，我們還有一些機會能提供她幾年沒啥症狀的日子。這方案包括在動外科手術前，得先進行特別設計的化學和放射線療程。這部分耗費了好幾個月才完成，不過的確有效地讓她的乳房適合接受手術。等所有術前治療都告一段落，我才進行大區域的切除，等傷口癒合沒有導致併發症，再由化學治療師接手。化療師是天生的樂觀派，此時，他也變得士氣大振，以長期存活來思考，他開始幫病人注射治療用毒物，認為要這樣才能達到目標。

五年後，當我一九九二年開始寫作的時候，已不再為瑪麗做追蹤檢查，不過她還是接受住家那邊醫生的細心照顧。我們偶爾會通通信、見個面，因此我能即時追蹤她的身體狀況。她一直都保持得相當健康。

從瑪麗寄來的賀卡，能看到一連串的治療歷程，那在艾蓮娜．威廉斯生活的年代無疑是毫無指望的情況。她的賀上這麼寫：「哈囉，親愛的老友，我想手術的二十週年應該給你一張致謝的小卡片。生命真是美好……」瑪麗已沒有癌症跡象。打從她一九八六年第一次走進我的辦公室算來，重症女性的處境又更進步了，我認為接下來的幾十年還會更好，因為化學治療甚至是免疫治療都有新的發展。

家庭醫生講完故事後，我問他知不知道處女膜切開術是否對那對夫婦的術後生活造成影響，是否讓如此相愛的兩個人，在面對眼前不可挽回的命運之際，至少得到一點原先沒預料到的喜樂？他的回答正如我所料：他並不曉得。

Chapter 3

The dermatologist's tale

皮膚科醫生的故事

皮膚科醫生並不以刺激的病歷報告見長。而我想這個故事的讀者一旦讀到那相當平淡的故事高潮，大概都不得不同意我的說法。不過，這正是描寫本科的重點：舉一個無傷大雅的小問題為例，那對未受其困擾的絕大多數人來說，似乎不怎麼要緊，然而我要指出的是，如果能解決這個問題就能改善此人的生活。

我到坎特伯里是想做研究教學，不過大概有一半的時間得收治病患為他們看診。大部分找上門來的都是從別處轉介過來，他們的「小問題」不論治療還是診斷，都讓病人和醫生同樣深受其苦。其中有位四十二歲的女性，特別值得在此一提。瓊安．卡森（Joan Carson）的健康沒什麼大礙，除了一件，我稱之為「大海撈針」（needle in haystack）的事，也就是兩眼的上眼瞼有原因不明的紅疹。她開始注意到眼皮上出現紅腫大約是三個月前，雖然這陣子並沒有換過化妝品，但她猜想大概是化妝品引起的。她去看了皮膚科醫生，這醫生採取標準做法，先開給她一些可體松①，接著再用抗組織胺。情況惡化得很快，壞到卡森太太沒辦法繼續她的祕書工作，老闆對她解釋道：「那塊紅腫害整個辦公室看似不健康，而戴墨鏡只會讓新上門的客戶對公司營運心生疑慮。」

先是口服類固醇，然後又改成皮下注射，情況還是沒有什麼改善。卡森太太以為她已試遍所有對抗療法，或所謂的正統療法，她差點就要求助於無照密醫，此時她的皮膚科醫生建議她去坎特伯里問問看，這就是我和本科其他同僚大部分病人的來源：很少有人會直接跑到大學附設醫院的皮膚科，多數城鎮裡都有能人可以治好他們。

初次見面，卡森太太一把鼻涕一把眼淚地表示她沒什麼信心，覺得我恐怕也幫不上忙。我早就習慣這類多少也算言之成理的講法，倒不因此退縮，因為有耐心、有意願嘗試各種煩人的診斷法以及非常的治療手段，除了是我們學院派的正字標記，也是當其他高明的專家都束手無策時，我們經常採取的主要救援方式。

雖然我懷疑是接觸性皮膚炎，卻找不到明顯的來源，而且所有貼布檢驗只有三塊呈陽性反應。其中兩塊測到的是她自己向藥房買來擦的抗生素成藥，實際上這兩者都讓她的情況更加惡化。第三塊則是一種稱為二甲氨基丙胺（DMAPA）的化學物質，這成分我完全不熟，但上網一查，不出幾分鐘我就曉得它是藉由裂解烷基醯胺甜菜鹼（CPB）所生成的，後者是在洗髮劑和沐浴乳廣泛採用的界面活性劑。和卡森太太愛用的洗髮劑及潤絲精製造商通幾次電話後，我證實其中確實含有裂解烷基醯胺甜菜鹼，這也正是她那罕見皮膚炎的

①譯注：又名皮脂類固醇。

罪魁禍首。

最值得一提的是，好幾年來她都使用同樣的護髮產品，從沒出過狀況。不過，自從她改用別種功能相同的產品後，的確沒再出現任何問題。由裂解烷基醯胺甜菜鹼化學反應得來的二甲氨基丙胺，就像擺了她一道的老朋友——讓她如在一片片大海撈針。

如我所說，這是個（看似）簡單的故事，解決之道也（看似）簡單，就連說書人的後話都顯得多餘。

Chapter 4

The gastroenterologist's tale

腸胃科醫生的故事

當腸胃科醫生的眾多好處之一，就是來向我尋求諮詢與治療的病患，不分年齡有老有少。當然，某些同行特別專精於孩童，但我決定要以十歲為下限，除此之外，我大概能自稱是個家庭醫生，專管胃、腸還有相關器官，包括肝和膽。

我執業的醫院位在一座大城市的某區，這城市因住著許多大屠殺倖存者而出名，因此，治病時往往需要某種體貼與審慎，這麼多年來我仍然在學習。每隔一陣子，這一群人所特有的狀況就會出現，我不僅要想辦法緩解病情，也把它當作一堂必修的人性課，尤其這些被治療的對象，可能早就對醫生所代表的權威喪失信心。

我要講的第一個病歷正屬此類，第二個病歷則是相當不同的類型，不過兩則故事都印證了說書人常提的重點——醫學是不確定的藝術。不論多麼仔細分析，在報告與文獻中苦心研究一個個小群體，醫者總要回歸到希波克拉底（Hippocrates）最先提出，直至今日，仍被身經百戰的醫生們所奉行的格言：每個人都帶著自己的謎團前來，等著被解答。如果一個人經歷我們大多數人所不知的精神創傷，他的謎團恐怕很大，情節也更為複雜；第一位出場的病人就是如此。

阿倫．舒特茲（Aaron Schultheis）是位老先生，為評估臀部和膝蓋的嚴重關節炎，好幾天前被收治住院。床邊教學時，醫科學生把所有會造成這般嚴重障礙的原因全講了一遍——遺傳性、受傷、過度使用，其中有位女學生提起了奧許維茨（Auschwitz）。前天她就遇過這位病人，得知他曾在那間惡名昭彰的集中營待了六年，僥倖存活，所以便請他描述在那所受的折磨。起先他似乎泰然處之，但隨著他描述起天氣的酷寒，嚴冬中保暖衣物的貧乏，還有必須咬牙苦撐的可怕處境，他完全變了個人。然後，他果然開口問了：「這有沒有可能是造成我關節退化的原因？」

主治醫生是個叫科提斯的人（Joe Curtis），還來不及回答，老先生已痛哭失聲：「我全家都被殺！我有十九個親人在那遇害，只有我逃過一劫。」他似乎被放到生命中的另一個時空，周遭的氛圍也不一樣了。「我能去哪？我該怎麼辦？接下來他們要把我送到什麼地方？」

科提斯醫生握著老先生的雙手，可是這動作似乎還不夠。沒多久，他把身體往前傾，用雙臂抱著病人前後晃動。「你和我們在一起呢，舒特茲先生。現在這就是你的家了，不會再有人把你送到別處去。你在美國，這裡很安全。」老先生緊緊抱住科提斯醫生一、兩分鐘，彷彿要說服自己他聽到的不是幻覺。然後他慢慢把手鬆開，直視這位整整小他三十歲的醫生，回到此時此刻，回到科提斯的眼前。

這位科提斯最難忘的病人，還讓我學到另一個經驗，這經驗和說書人的箴言很像，也和我接下來要講的另一位婦人的故事類似。那就是重視人的個別性，還有當規則在當下對於眼前的人毫無意義，就必須把規則放在一邊。

幾天後的化驗結果顯示，舒特茲先生的糞便中有潛血反應，三份檢體都出現相同情況。乙狀結腸鏡檢查是正常程序的最基本要求，用來確定是息肉或是更糟糕的情況，這就是我來替他會診的原因。有鑑於他的身體虛弱，我選用最小範圍的消毒作業，發現在他肛門內十八公分處有塊四公分的息肉（polyp）。活體切片的顯微檢查顯示有一小處惡性腫瘤。建議患者動手術應該會是下一步，因為那息肉的基底太寬大，不能用內視鏡移除。這類手術當時還無法由內視鏡進行，因此我請一位外科同僚進行一次相關部位的小小切除。我們兩人都同意這是最恰當的做法，因此便安排幾天之後進行手術。雖然老先生的心血管診斷檢查還算令人放心，然而事實證明麻醉劑讓我們的病人不堪負荷，他因心臟病發作不治身亡。

老年科的同僚對我大力指責。他們這樣做是情有可原的，因為文獻早已清楚記載，一位虛弱的八十五歲老人大概還有三年好活，而這位病人體內侵略性極低的小小息肉，幾乎可以確定不會在上述期限內奪去他的性命。我沒想清楚就建議動刀，是思慮不周的決定。對於這個個案的判斷錯誤，我沒有辯駁的藉口。更糟糕的是，我不但在提議進行手術前沒有徵詢老年科的意見，而且還低估了手術對舒特茲先生的危險性。

接下來我要講另一個故事，並不是為了平衡我在舒特茲先生案例中的不良決策，而是因為兩則故事彼此相關，不過這故事說的是相反的例子。這次，我拒絕使用當時的標準做法（那大約是十五年前），結果證明我是對的。有位二十八歲的女士求助於我，因為她五十五歲的父親剛被證實罹患結腸癌，她讀到好多文獻說在這種情況下，近親最好也去檢查檢查，所以她想做個結腸鏡。當時和現在都一樣，不管你的家族病史如何，醫院並不鼓勵這麼年輕就做結腸鏡檢查。至今我仍不確定，自己為什麼決定就是要幫她。驚訝的是，我發現這位女士的橫結腸有個小息肉，為早期的惡性腫瘤。我將息肉切除，自那時開始持續追蹤她的病情，完全沒有復發的跡象。

Chapter 5

The obstetrician-gynecologist's tale

婦產科醫生的故事

這是本書第二個和婦產科有關的故事，不過是唯一一篇由真正產科醫生寫的，所以我要求排前面一點。這個難忘的故事發生在一九八〇年代，那時我才剛開始執業，團隊中有四名產科醫生（其中只有一名是女性）以及其他各科別的專家們。我們都是一項社區醫療計畫的成員，不過最終讓計畫結束的反對聲浪，卻是來自當初要求成立的那一批人。

珍・塔克（Jean Tucker）是名軍人眷屬，這是她的頭一胎。由於先生經常移防，她曾在多個基地接受照顧，因此我們不太方便取得她的舊病歷。

我們唯一知道的，是她告知說自己的「女性器官有某種先天異常」，不過我們的檢查和超音波都看不出什麼結果。由於照顧珍的工作由我們四人共同分擔，所以沒有人真正積極地出面追查先前的病歷，尤其是當一切似乎都很正常的情況下。

珍有個讓我欽佩的人格特質，那就是沉著。在我行醫的經驗中，很少見到第一次生產的婦人像她一樣鎮定。也許是因為知道得太多，再加上我本來就有點緊張兮兮，我自己生第一胎的心情和她完全相反，這讓我對珍的印象更加深刻。所以囉，你可以想見臨盆那天，當她來到產房的樓層情緒失控而且痛到無法忍受的樣子，著實出乎我所料。更讓人意外的是，子宮頸還沒打開而且還很厚——她根本還沒開始擴張。我開給她少量嗎啡，但成效有限，不過我沒料到的是，現在的痛還只是小事一樁。事實上，等她小睡醒來後，她變得非常激動而且難受至極，但子宮頸仍沒有變化。值得注意的是，她只願意用四肢著地的姿式讓我檢查子宮頸，這實在很不尋常。

最讓人驚訝的是，當她擺出這姿式讓我檢查時，我發現子宮頸已完全擴張。我左思右想斟酌良久，總算弄清楚眼前的情況是怎麼回事：珍的子宮頸到處女膜之間有雙重陰道，中間有肉壁或隔膜隔開。她由之受孕的那個子宮頸已大開，小嬰兒的頭快要冒出來了。

很不幸地，中間的隔膜相當厚實而且布滿血管，我沒辦法把它撐大好讓嬰兒產出。我們得當機立斷，而且要快。一位麻醉醫生幫珍做硬脊膜穿刺，好讓她停止用力推擠，其他人則把她送進手術室。一進手術室，我動手切開足夠多的隔膜，使陰道充分擴張並完成順利生產。這操作起來並不是太容易，因為當我要為寶寶開道的同時，小嬰兒帶著滿頭溼髮以及黏乎乎的液體，一直想從陰道出來，有點像是自然和人工手術間的競爭。不過一切順利，她產下一名健康的寶寶，殘留下的隔膜後來癒合成縮小的疤痕。可喜的是，接下來的五年內，我又再為珍接生另外兩個小孩，沒有碰上任何困難。

Chapter 6

The ophthalmologist's tale

眼科醫生的故事

如果你期待這個故事談到眼球或是色素性視網膜炎（retinitis pigmentosa），那麼你鐵定要大失所望了。事實上，我也可以把這個小故事稱為「婦產科醫生的故事」，因為這件奇遇是我無意間短暫涉足該科的經歷，時值一九五〇年代中期，我正在服兵役的時候。年齡稍長的醫生們如果讀到這篇文章，應該記得以前曾有個邏輯扭曲（為求公平起見，我必須說也有人覺得這是個好點子），叫做「貝瑞方案」的東西。

這個方案是一九五四年由法蘭克・貝瑞將軍（General Frank Berry）

所擬，當時他身兼國防部長以及兵役處主管（就是負責「徵召」的人）。整個構想的基本道理相當容易理解，要供應美軍冷戰龐大的醫療需求，同時又要盡可能不干涉醫療體系對醫生的專業訓練，想獲得這樣的人力，最顯而易見的解決之道，就是恐嚇醫生如果不從軍就會在實習結束後被徵召。志願從軍有個小小的好處，你可以選擇兩年服役期間要待的地方，由於不願從軍的實習醫生幾乎一定會面臨徵召，貝瑞方案雖然是個不得不然的選擇，倒也頗能被人接受。

這個方案和當時的分科訓練系統配合得天衣無縫。在那古遠的年代，由醫學院畢業完成實習後，大部分的醫生會參加住院醫生訓練計畫，短的像是小兒科需要兩到三年，其他像是神經外科則長達六、七年。當然，現在的養成計畫要花更久時間，因為訓練包含更廣的學識基礎，而且通常還要求至少有一年在實驗室做研究。不過，以上尉軍階駐紮在某些有意思的歐洲或亞洲國家兩年，並不是太辛苦的事，特別是軍方還提供妻兒的生活開銷。你可以到英國或德國之類的地方，過著舒適的生活，在基地以低廉的價格買到一切生活必需品，還有很多時間可以去旅行。如果運氣夠好，年輕的醫生甚至可以選擇駐在某間醫院，學會很多與之後要繼續鑽研的專業相關的知識。

我大學一畢業就結婚了，實習結束後，我們家除了我和太太瑪麗蓮外，還多了三個不滿四歲的小孩。我一年到頭每隔一天就輪一次班，每個月只能賺進二十五元，結果不但一窮二白，還不得不向岳父大人商借好幾萬塊錢，更別提積欠了一大筆學費。對我那些還單身的同事來說，貝瑞方案可能是一種強迫的手段，但我和瑪麗蓮卻視之為脫貧之道。拿兩年的上尉薪水，我可以把債務全都還清，還能留下一些，供我在眼外科三年的住院醫生訓練期花用。而且，我很有可能會駐防在一個相當不錯的地方（我希望能去丹麥），還能過著當羅森茲威（Rosenzwig）老爺與夫人的生活，而不是紐約布隆克斯區兩個窮到不行的欠債之徒，債主還是個有糖尿病宿疾的推銷員。

我們把握機會毫不猶豫。一九五五年的八月，我還在實習的第二個月，公文一傳來我立刻就簽了。我們夫妻倆都沒踏上紐澤西州赫肯色市（Hackensack）以南的地方過，所以當我看到基礎訓練派令上印著「甘特空軍基地」（Gunter Air Force Base）幾個字時，整個人心動不已。甘特基地位在阿拉巴馬州一個名叫蒙哥馬利（Montgomery）的小鎮，聽起來的感覺就很不錯。在一個平靜的南方小城調教三個星期後，我們就要搭機飛到大西洋的彼岸，前往最終駐防的地方報到。這三個星期內我會獲頒上尉軍階，學會怎麼當個軍官，然後接下我可貴的歐洲外派任務。

當然，我到了那兒就會發現，蒙哥馬利根本不是什麼平靜的南方小城。十二月，有位名叫蘿莎．帕克斯（Rosa Parks）的四十二歲女裁縫，讓一切全變了樣。拒乘市營公車的抵制活動（bus boycott）正值高點，而且直到十一月最高法院做出歷史性的判決前都不會結束。①在這個時刻來到一個一年前連聽都沒聽過的地方，實在是太刺激了。

瑪麗蓮和我對種族偏見都不算陌生。那在「北方」也隨處可見，不過我們的經驗和我在蒙哥馬利市的街道、商店和公共場所遇到的截然不同，此地的抗爭行動把人們性格中連自己都會被嚇到的面向揭露出來。甘特基地本身就分裂成兩派，一邊支持抗爭人士，另一邊反對，還有一小群人漠然不表意見。雖然軍方沒人膽敢參與示威活動，仍有少數人在基地裡用行動清楚地表明立場。我的丹麥白日夢一定沒料到我會被捲入這場對立中。

受訓剛進入第三個星期的某天，只在甘特基地短暫停留的預想，就在我眼前徹底破滅。當時我正在翻閱軍方醫療手冊，有位中士叫我過去，說本單位的主管蘭森上校（Colonel Ransom）要我馬上去見他。雖然我在空軍還是菜鳥一個，但知道的事實已經不少。其中一項就是，「馬上」的意思最好把它當做「等你有空」；另外，被叫去大老闆的辦公室絕對沒有好事情。第三條則僅

①譯注：蒙哥馬利市公車依當時南方盛行的「隔離而平等」概念規定如下：白人由前排往後取座位，黑人則由後排往前取座位，若坐滿之後又有白人上車，最前一排的黑人必須起身讓位。一九五五年十二月一日，蘿莎·帕克斯拒絕司機要她讓位的指示而被逮捕，並被判有罪罰了十元美金。蘿莎提起上訴，同時蒙哥馬利的黑人社群發起拒乘公車運動以示支持，直到一九五六年十一月十三日，最高法院裁定公車上所實施的種族隔離因違憲而無法律效力。努蘭原文當時蘿莎是三十九歲，事實上蘿莎是一九一三年出生，當時應是四十二歲。

適用於我個人：我是單位內唯一的猶太人——我明明在坎特伯里待了四年，又在波士頓市立醫院實習一年，但我的布隆克斯口音卻完全沒變——而那位上校是超級反閃族人士。比猶太人更令他痛恨的族群是黑人，而他從不錯過任何表明這種態度的機會。他倒是從沒說過什麼反猶太的言論，事實上也用不著他開口：因為我早已熟知那些反閃族的徵兆與症狀，而他樣樣不缺。

不過他對「黑佬」的反應就不一樣了，那時我們還是習慣用這個字。拒搭公車的抗爭活動把他嫌惡和蔑視的星星火光變成了熊熊烈焰，他把他「南方」精神中一切可燃的憤怒，全丟進來燒個痛快。就好像哈利．蘭森在他密西西比州湖濱市（Lakeside）的老家曾經讀過什麼仇恨學院，而且他想讓每個人都知道。他不但口無遮攔，舉止也放肆囂張。雖然身為現役的美國空軍軍官，他不能插手抵制公車事件，但可以遷怒於單位上少數幾位黑人士官——而他的確也這麼做了。然而，即便如此他還是無法滿足。這些小伙子都是南方人，沒什麼無禮舉動是他們沒見過或想像不到的，所以謾罵起不了作用。他一定覺得充滿挫折，像是置身無間地獄：他手下的黑佬沒在怕，又不能公開教訓唯一的猶太人。不過，到他辦公室報到的指令不禁讓我猜想，有沒有可能他已經找到某種方法稍微解放一下即將炸開的怒氣。事實證明，身為猶太小孩，我培養出的第六感十分準確。

我向蘭森行了剛上手的軍禮，他馬上對我說：「坐，上尉，坐啊。」他說話帶有很重的南方口音，讓人覺得他在扮演諷刺人物。我剛到單位時，第一次聽他對大家訓話，還以為他是在開我們的玩笑，就好像是要說：「小子們，真正的南軍就是這麼講話的！」可是，那真的是他自然腔調。如果他在學校的戲劇表演這樣講話，一定會被認為演得太過火而被換角，可是對哈定根．提波多．蘭森（Hartigan Thibodeaux Ransom）上校而言，這才是真材實料。

他開始說道：「我有些好消息要告訴你，」然而猶太男孩的直覺卻告訴我，我不會喜歡這消息。「你呀，你走運了，整整兩年你都得要待在甘特基地。我覺得你太有用了，不應該外派到德國的朗許圖（Landstuhl），或去做些別人也能做的其他任務。你也知道，甘特是空軍的醫學院，我要你留下來擔任公共衛生和預防醫學的講師。」

我勉強講出幾個反對理由，全都徒勞無功，因為蘭森的回答全都一樣，還帶著勝利者的奸笑。「我們這從不曾有軍官來自坎特伯里，你也曉得，那可是國內最好的公共衛生學系，所以非你莫屬啦。」

就這樣，我的前程被安排好，在阿拉巴馬州的蒙哥馬利待上兩年，沒別的指望。這麼做唯一的好處，是我可以在當地一間小醫院的急診室兼差上大夜班，每週去好幾個晚上，工資不錯又沒有太多事情。然而，我的無聊簡直難以言喻。

待在那即將滿一年的某天晚上，有位差不多十五歲的女孩在媽媽的陪同下前來。雖然她用的名字是蘿拉・泰勒（Laura Taylor），但我一眼就認出那個媽媽就是蘭森的太太赫斯特（Hester）。我聽說蘭森的女兒蘿拉離家去念寄宿學校，所以在此之前我沒見過她本人。由於女孩和媽媽很清楚我是誰，所以整個情形變得十分尷尬。這地方當然不是設備完善的甘特基地教學醫院，而是小小的郊區診所，各科專家中只有幾位有豐富的經驗。

女孩因為嚴重腹痛而縮成一團，她的肚子明顯隆起。腹膜炎的患者很少還能走來走去，但我猜她有可能是盲腸破了。當我觸摸她結實、鼓脹的隆起時，感受到的滾動絕對是子宮收縮，錯不了。我想如果我問蘿拉是不是懷孕了，蘭森太太一定會在盛怒之下用手提包揍我，不過除此之外也沒別的辦法。蘿拉低聲啜泣並不住地搖頭，表示絕不可能有這種事。

我堅持要找產科醫生，我也真的通知產科了，可是蘭森太太恨恨地說她要帶蘿拉回甘特基地，她可不願在此忍受這種無禮的對待。整件事發展至此變得十分可笑，因為她一開始就該先到甘特基地，我猜她真正的目的地應該是遠在十二哩外的土斯基吉（Tuskegee）。這麼掉頭就走鐵定讓她滿肚子委屈，但她別無選擇。她們不顧我的反對就往門口去，蘿拉還躺在推床上。

當她們快到最外面的出口，我聽到有個護士大喊：「有東西出來了！」我向她們跑去，把女孩身上的床單拉開，發現她的兩腿間伸出一支棕色的小腳。護士和我準備接生，這嬰孩的姿式是產科所說的雙足先露胎位（double footling position）。幸好，我在坎特伯里產科部實習的時候，也遇過這個情況，所以我完全知道該怎麼做。我很輕鬆地把嬰兒接生出來，因為我還記得那套技巧，而且這嬰兒很小。我先拉出另一條腿，讓嬰兒跨坐在我的手臂上，並把指頭抵著他下巴的位置，這樣嬰兒的頭才不會卡在這位小媽媽的骨盆上緣。產科醫生這個時候才到，可憐的他得負責告訴蘭森太太，小嬰兒是個死胎。

除了瑪麗蓮，我並沒有向任何人提起那晚的事。但是隔了一天後，我被叫到上校的辦公室，他說我的派令變了。我要被派到朗許圖，一處位於德國的大型空軍基地，我要在那待到退伍。當我踏進走廊前，蘭森還說：「羅森茲威，我想你曉得我對你有什麼期待。」我點了點頭，轉身離去。

眼科醫生故事的後話

上校用不著臨別時還交代這位史坦．羅森茲威（Stan Rosenzweig）。當然，他大可在甘特基地四處宣揚這件事，替那些曾受到蘭森羞辱或者甚至是他毫不掩飾蔑視的所有黑人、猶太人和任何少數族裔，來一次大快人心的復仇。然而，史坦並不是這種人。事實上，他為這名指揮官（以及他的家人）感到惋惜。自此之後他再也沒見到這些人，但他幾乎每天都會想到這家人，直到好幾年後才淡忘。

要是蘭森知道他所呵護、寶貝、珍愛的女兒懷孕了，不知會怎麼樣呢？我猜他絕對不知道孩子的爹是哪個種族，也想像不到也許那年輕小伙子會是個黑人。也可能我猜錯了。或許這次懷孕是兩小無猜的真愛結晶，而且蘭森根本就知道孩子的爹是何許人物。就在我東猜西想的時候，說不定他正為孫子的流產而悲痛。我在心中編了一套不實際的故事，想像蘭森因此改頭換面，以慈愛、同情的立場和那男孩說話，不僅容許戀情繼續發展，甚至多所鼓勵。蘿拉婚後在充滿愛的環境裡養育下一代，他們長大後還成為人權鬥士，拿祖父的轉變作榜樣，證明就算最偏執的人也可能痛改前非。我剛才所描述的情節，在一九五○年代的美國南方根本就不可能發生。就算時至今日，這樣的想法仍然是狂妄而不切實際的。以此假設為前提的小說，一定會被各出版社退稿。

這個故事的諷刺之處在於，史坦對於幫蘭森保守祕密，一點都不覺得有什麼值得驕傲的，他認為只要是正直的人都會這麼做。不過，僅在學生時期於產科實習六個星期，就能正確地為雙足先露（腳先出來的臀位分娩）的小孩接生，這故事他可是愛講得不得了。

Chapter 7

The cardiologist's tale

心臟科醫生的故事

我一直對早期的印刷書籍很有興趣，特別是十五世紀中葉，古騰堡發明活版後頭幾十年出現的作品。每年我都會去坎特伯里的善本圖書室至少兩到三次，在那特製的大盒前（抱著崇敬的心情）佇立一陣子，館長在盒子內永久展示本校收藏的古騰堡聖經，這是仍在世的少數幾部原作之一。①直到二〇〇〇年去世前的幾個月，這個叫丹尼特的人（Joe Dennet）總會在那兒歡迎我。即使最後幾年健康狀況急遽惡化，他還是偶爾會搭計程車到圖書館的專屬辦公室，而且總會找到事情可忙。他每次都不忘對我說，這些工作「別人可能不會注意到」。通常我要去之前都會先和他打聲招呼，所以就算他沒辦法親自展示給我看，也會請一位助理預備一、兩部搖籃本（incunabulum）讓我鑑賞，這種書是在古騰堡發明活字印刷術到一五〇〇年之間印製的。

我很喜歡和丹尼特見面，不論是在圖書館或是門診辦公室。他過世前的最後那四年，我費盡心力想要減緩他日漸惡化的充血性心臟衰竭（congestive heart failure）。他開始變成我的病人是在一九八二年，時年五十七歲的丹尼特因嚴重的心臟病發作被送到急診室，一連串併發症很快地接踵而至，我必須在他的主動脈中放置氣球幫浦，幫助維持心臟循環的血液供應。他的情況雖因此暫時穩定下來，但還不夠好。某天下午，他被匆匆推入手術室，緊急進行三條冠狀動脈繞道手術。

讓人意外的是，此後大約十五年，丹尼特的身體還算不錯，可以每天工作而不需放棄善本書圖書室主任的職務，直到七十歲依規定強制退休。退休後約一年，在他到科羅拉多州度假時，又一次出現心肌梗塞。他在丹佛的醫院待了好長一段時間才回到坎特伯里，他的情形很明顯是輕度至中度的充血性心臟衰竭，不論我和同事們花多少工夫想要控制病情，接下來的四年它只是持續地惡化。更麻煩的是，他還出現了心律不整的情況，需要植入電子去顫器，否則他的心臟就無法維持有效的跳動。

丹尼特的一生十分精采。他不僅經手協調捐贈給學校的大筆金錢、手稿或是書籍，有好幾件鎮館之寶的取得過程，都已成為知情者之間傳頌不已的經典。他的聰明機智，可和同時代世界各地少數幾位最有本事的商人一較長短，也具備像范德堡家族或惠特尼家族等富商巨賈的個人特質②，丹尼特也和沒那

①譯注：古騰堡（Johannes Gutenberg）大約在一四三九年發明了活字印刷術，最有名的作品是一四五五年印的開頁版聖經（後世簡稱為古騰堡聖經），現存世的完整本只有四十八部。

②譯注：范德堡家族，由科內留斯（Cornelius Vanderbilt）以航運和鐵路奠基所創立的財閥。惠特尼家族，由威廉（William Collins Whitney）和他弟弟亨利（Henry Merville Whitney）聯手打造起來的財閥。

麼出名的人物周旋，這些凡夫俗子不知怎的，擁有一些世上最稀有、珍貴的文化瑰寶。他告訴我許多故事，講他如何打探一本書或手稿的來源，藉以釐清取得手段的正當性，因為和他做生意的人往往有點可疑、愛搞神祕，而且經常有性好浮誇、說話不實在的特質。

即使丹尼特並沒有為每次交易留下詳盡的官方紀錄，他驚人的記憶力簡直就是一部精采的資料夾，其中包括對各種不同類型藏書家的第一手印象——從來沒有化為學校文字收藏的各類印象。他是位經驗老到的談判家、幹練的殺價高手，必要的時候，甚至還有點像高明的騙徒。不過，他一再對我保證：「我一直都嚴守法律的規定，並遵循我們這一行所謂的職業道德，雖然有時只能算是勉強合乎以上要求。」丹尼特大可為他的成就感到驕傲：學校因他的努力大大受惠，他快三十歲到校任職時，館內的收藏只是一般水準，但當他退休時，學校的館藏已是世上數一數二。然而，他偶爾（尤其當病情每況愈下時）也會對我吐露心中的那份遺憾，感嘆他井然有序的個人記憶寶庫，都要隨著他進棺材了。

丹尼特的心臟衰竭終於嚴重到連偶爾來圖書館，到替他保留的辦公室坐坐也沒辦法了。我們在診間見面的次數愈來愈多，最後那段日子，由每個月一次變成每星期一次。這並不是因為我有什麼新辦法，而是我希望這樣頻繁的見面可以提振他萎靡的精神，哪怕只有一點起色也好。我還有另外一個動機，這不是什麼大公無私的想法：我想在這個不凡的人物邁向生命最後階段之際，能經常見到他，因為來回診的他早已不只是個病患，更像是個朋友。隨著我們兩人的希望漸漸渺茫，我搜盡枯腸想平撫他持續了好一陣子的情緒低潮。

有一天，我靈光乍現。在某次每週的例行看診結束前，我交給他一張空白的處方箋。收到這東西讓他很驚訝，因為除了補充舊藥，我已經很久沒有開新藥給他，也沒有改變治療方式。他低頭看那張左上角註有「處方藥」的小紙片時，眼睛為之一亮。我交給丹尼特的處方箋只有五個字：「一部回憶錄。」他的目光在上頭停留良久，臉上露出我好幾個月沒見到的愉快笑容，有好幾分鐘，就連喘不過氣來的呼吸都好像變得輕鬆了。他高興地向我道別：「我之前告訴過你一些內幕，不過我保證，連你也會被這本書的內容嚇到。」

幾天後，丹尼特開始每天占用媳婦好幾個小時，她十分高興看到公公的改變，所以只要公公的心臟無力和呼吸困難允許，她都很願意配合。這計畫進展速度之快超乎我的想像。每次回診，他不但會有進度報告，我還在他身上看到生活的目標，自從我告訴他治療方法用罄以來，這可是頭一遭。他的醫療情況或預後都沒有任何改善，但他似乎隨著作品的進展而變了一個人。我對他所展現的新氣象十分歡欣，卻更害怕回憶錄總有寫完的一天，事實上，我不時地暗示他應該寫慢一點，可是丹尼特不想人死了還留下半章待續。

開始這個計畫後不到三個月，有一次每週的例行回診是丹尼特的太太帶他來的，雖然他氣喘吁吁，沒辦法一口氣好好講完一句話，但他坐在輪椅上擡頭望著我，腋下夾著剛寫完的回憶錄手稿影本，臉上的神情我想就是勝利吧！他把這本書獻給了我，回憶錄第一頁的中央是那張處方箋的複本。

回憶錄完成了，丹尼特已能死而無憾。不過，他還要再回診一次。丹尼特和我都不希望他死於充血性心臟衰竭，因為那就像緩慢的溺水，直到肺部積滿液體而亡。我雖是百般不願意，但還是提議讓電生理實驗室關掉他的去顫器。

丹尼特曉得，就是這臺機器讓他不致於在幾分鐘內就被心律不整送上西天；而這樣的死法，全無痛楚。他接受我的提議，約好三天後到電生理實驗室。

在排定把去顫器關掉前的兩小時，丹尼特在家中突然地、沒有痛苦地離開人世。

心臟科醫生故事的後話

對某些人來說，心臟科醫生故事的高潮呈現了一個醫療倫理的問題。在他們看來，把去顫器關掉等於是某種形式的主動安樂死（就像醫生協助之下的自殺），這是為了終結生命的蓄意行為。對另一些人而言，這種行為則被歸為相對被動的類別：某人依靠人工器械勉強苟活，停止這些人工的器械只是回復自然規則。可是後面這群人在看丹尼特的案例時，會認為要回歸到什麼階段呢？會不會認為根本不該使用氣球幫浦（這毫無疑問是個人工器械），然而這東西讓他多活了十五個精采豐富的歲月。冠狀動脈繞道手術又如何呢？

瞭解生物倫理過去四十多年來激烈討論的人，應該都不會同意這樣的決定。良好的醫療以及道德照護要求我們投入一切努力，拯救任何仍有希望的生命，除非病患以書面文字表明若後續治療會造成他不願承受的痛苦，他寧願終止治療。

社會以及政府都曾試著立法解決這類問題，對那些可預見自己某天也得面對如此決定的人，提供最大的保護與自主權。一九九〇年通過的「病人自決法案」是這種自主權的極致表現，該法容許詳細列出必須終止治療的各種情況：永久依靠呼吸管或鼻胃管，以及植物人不可回復狀態的明顯證據，都是清楚的例子。依據本法精神，身體狀況還很健康的人，可以指定所謂的醫療照護授權人（Health Care Proxy），當他（她）變得不再有能力自行決定時，可由授權人代為判斷，或在類似情況下，指定某人為預立醫療委任代理人（Durable Power of Attorney）。

我見過許多狀況，代理人或其他授權人沒能阻止無所助益的治療，即使這些情況在預立的指示中已寫得很清楚，而且上述指示不僅表示代理人有行使權，他們甚至應受法律的約束依規定執行指示。我見過許多狀況，其中早已和瀕死父母疏遠的子女還有整個家族，不願意依病患當初預立的指示照辦，全因他或她的什麼個人理由。我見過預立的醫療照護指示，因房產的法律爭執而被枉顧。簡而言之，我已看過無數瀕死者承受日漸惡化的折磨，即便他們的意願早已化作明白的法律文字。

這就是為什麼，單單填寫一份預立的醫療照護指示表格並不夠。如果可能的話，每位相關的家族成員最好都能參與對話，藉此把文件簽署人不願再繼續活下去的所有情況一次講明白。但如果在世的家族成員間仍有異議，即使做到這樣，可能都還不夠。

丹尼特沒有立下預先的醫療照護指示。這是他有意的選擇，完全曉得這麼做可能會替他的生命盡頭帶來某種形式的法律爭議。不過，他最終得到的遠勝於這一切：一個深愛彼此、團結一致的家庭。當他走向生命的盡頭時，每位家族成員都瞭解他的心願。而且他有路易斯·克倫伯格（Louis Kronberg）這樣的心臟科醫生，我這故事就是從他那聽來的。我認為在照護每一個對自己全然信任的病患時，所有醫生都該扮演牧師的角色，他們應該是導師、聰慧的顧問，以及醫療代理人。別的不提，在醫病關係成立之後，醫生就必須盡可能地瞭解病患。在過去的年代，這種關係通常存在於家庭醫生與他們的病人之間——後者的角色就像羊群。在今日高度專業分工的生物醫學界，這類醫病關係已不容易見到。經過十五年細心的照料、互惠的友誼以及長期對抗疾病產生的瞭解，這種牧者與羊群的關係已在兩人間滋長延伸。當這兩人和丹尼特的太太坐下來討論生命終期的選擇時，預立醫療指示變得多餘，甚至太過膚淺。丹尼特想要避免死於充血性心臟衰竭的痛苦，路易斯剛好曉得怎麼達成他們的共同目標。雖然路易斯最終無須執行雙方同意的那項計畫，但生物倫理委員會以及法庭絕對沒有理由去批判這個雙方都同意的行為。

Chapter 8

The pediatric cardiologist's tale

小兒心臟科醫生的故事

身為坎特伯里的校友，我（說書人）相信小兒心臟科醫生吉姆・哈坦伯格（Jim Hartenberg），一定會希望本書收錄接下來的這則故事。所以，我就來幫他講這個故事吧，雖然他已在幾年前因惡性黑色素瘤過世了。

好多好多年來，坎特伯里的外科部和一間名叫哈斯汀（Hastings）的大型教學醫院一直有激烈的競爭，這個對手位在東岸往南一百哩之處，成立的年代也比坎特伯里早一百年。

不論是科學研究還是臨床技術，兩間學校在所有的部門幾乎都是並駕齊驅、互不相讓，然而我們必須承認在心臟外科這一塊，坎特伯里總是能夠成功地超越那間規模與名氣都較大的鄰居。這是有歷史典故的。卡爾．史雲生和其他各處的醫生一樣無所畏懼，他是一九四〇及五〇年代率先嘗試新式心臟手術的前輩之一，而哈斯汀的主任名叫坎能（Joe Cannon），則對心臟手術沒什麼特別的興趣，他是在二次大戰前，接受肺臟和橫隔膜傳統訓練的外科醫生，十分排斥在上胸部的大血管之間切過來、割過去。不僅如此，他頭兩次做的動脈導管手術都比他原先預想的更困難也更費神，以致於他再也不肯對心臟手術下工夫。

坎能已準備好在心臟外科方面落後個幾年，此時史雲生送了一位剛從坎特伯里完成一般外科訓練，而且對切割血管很有興趣的年輕人過去，雖然這名年輕人在其他外科專業領域可能連稱職都還談不上。坎能收這名年輕人擔任心臟部門的主任醫生，雖然他曉得這年輕人要成為獨當一面的胸腔外科醫生，還有很多工夫待磨練。

理察．寇斯提茲．克雷恩（Richard Custis Krane）靠著坎能不想碰的新式手術逐漸打響知名度。他在手術室的手法十分緩慢、小心翼翼，病患也經過細心挑選，都是最可能成功的那些人。他的技巧並非笨拙，但的確稱不上是出類拔萃的巧手。克雷恩對橫隔膜的外科知識所知有限，對肺臟的瞭解也不透徹。然而，最難能可貴的，是他曉得自己的條件和能力極限，這部分他可是比許多同事要強得多了。心臟外科的早期歷史有點像是西部拓荒時代的傳奇故事，放膽嘗試才會有所收穫，但是不顧實力眼高手低的人，很快就會被淘汰出局。

克雷恩的地位愈來愈高，漸漸地，他不單以手術成功率出名，還發明了一些新穎的手術方法。可是，當他的病患所承受的壓力，比一般經歷重大手術的人還大，主要的問題是他會臨陣膽怯。一般來說，這對心臟外科醫生不是什麼有用的個人特質。不要說重症病患要冒的風險會讓他害怕，而且，如果心情沒調適到可應付特定手術的狀態，他會在手術當天一早臨時取消。這種行為太有名了，但坎能不僅加以容忍，還接受他就是這樣的人。當然這也是因為總體而言，他的手術結果實在很好。

克雷恩的手術方法是他的另一個特別之處。每次動手術，他都仔細研究一切可能出錯的狀況，並設計一套預防策略避免這些狀況的發生。克雷恩的手術室中，從不曾發生那種所謂千分之一的出錯率。這樣做的後果是，有一大堆技術操作得執行，而比較有安全感或無所畏懼的外科醫生，會選擇跳過這些技術操作。而且這麼做所需的手術時間，也會比別人多出一倍。可是，這確實有效地減少他的死亡數字，提高了成功率。克雷恩的動脈導管手術成功率是世界第一，還有其他好幾種手術也名列前茅。

我在他手下當住院醫生，和他在手術室裡一起工作真的很累人，照顧他的術後病患更是辛苦。他的病人術後狀況幾乎都還不錯，但他的交代事項鉅細靡遺要求甚多，身為他的團隊成員，我們整天都在學習和執行這些儀式般的動作。我們確實學到很多，但更多是關於醫生這個人，還有他的怪癖。

舉例來說，我們全都曉得如果克雷恩某一天覺得心情還沒有準備好，就會用各種招式逃避手術。他有許多每次見效的慣用逃避法，常讓小兒科同仁還有醫療團隊抓狂：比如像是血液檢查報告稍有異常、病人的小孩前一天有點鼻塞、小兒科病患的大腿上有塊四天前的輕微紅疹還沒有完全退掉，諸如此類。

如果克雷恩真的很絕望，又想不出什麼顯而易見的藉口，他會使用「工具遺失」術：派住院醫生分頭去找一個重要器材，因為少了它就沒辦法進行手術。住院醫生會奉令在外科大樓四處搜尋，從最有可能的器材間到護士的更衣室都一一翻遍，看看那個或大或小的特製不鏽鋼工具會不會出現。每一回這齣劇碼的最終結果都在大家的預料之中，那工具絕不會現身，即使克雷恩也把他的辦公室從上到下仔細理過一次。最後病人只能回家，直到好幾個星期之後，那東西又會奇蹟似地自己跑出來。然後我們會趕快打電話通知焦急的病人，請他趕來醫院準備隔天一早進行手術，當然，除非他的八歲小孩上星期鼻塞。

可是有一天，他的詭計失敗了，我要講的就是這個故事。三歲女孩派蒂・克勞佛（Patty Crawford）患有肺動脈瓣狹窄症（pulmonary stenosis），也就是她的肺臟和心臟右側間的瓣膜極度狹窄。上述異常造成這種小孩的氧合極差、生長發育不良，而且往往因血中含氧量過低導致皮膚呈藍色調；這樣的孩子多半壽命有限。克雷恩已經在門診追蹤派蒂很久了，他一直在等待所謂「最適當的手術時機」；事實是，他不敢動手，這類病患高於五成的死亡率讓他裹足不前。雖然這麼說很沒良心，不過小兒科裡確實有人懷疑，克雷恩大概寧願那孩子沒動手術而死掉，也不希望孩子是因為他的手術失敗而過世。

最後，在坎能、史雲生和好多醫生的三催四請之下，派蒂總算在某個星期一住院接受常規的術前檢驗，並被安排在星期四動刀。這三天我們都非常緊張，因為我們擔心一旦那天到了，克雷恩又會找不到他的瓣膜刀。這特製的刀狀器材專門用來切開狹窄的瓣膜，好讓正常的血量得以通過。在這之前，克雷恩已做過好幾次這種新式手術，不過病人都是青少年。這些人的狹窄症比較輕微，壽命因此比較長，手術的風險也比較低。

在門診以及三天的術前住院期間，我和克勞佛一家人漸漸熟識起來。老爸傑克是間小公司的會計，老媽葛溫在結婚生小孩前是記帳員，婚後她生了一個健康無比的女孩，南西，她比派蒂大兩歲，他們家就這兩個小孩。傑克和葛溫都是善良、明理的人，而且和克雷恩其他病患的家屬一樣，對克雷恩充滿敬意。這也難怪。他講話輕聲細語、彬彬有禮，小小聲但堅定的南卡口音讓人聽了十分安心，特別是這些人根本不會知道，他在手術室有多緊張，有時甚至是激動。總之，我和克雷恩團隊的其他成員一樣，都很喜歡這位小病人的父母。

克雷恩的習慣是每個病人都要由兩名住院醫生在手術當天早上帶進手術室，而不是把如此例行性的任務交給護佐。這天早上輪到我和肯．史特曼（Ken Stettman），我們推著輪床把派蒂送到亂成一片的三號手術室外頭，這間手術室是由克雷恩和坎能隔日輪流使用的。就像團隊裡很多人預言的，瓣膜刀不見了。可想而知，小兒心臟科的主任吉姆．哈坦伯格氣呼呼地站在一旁。他見過克雷恩各式各樣的藉口，這回太明顯了，完全就是個貨真價實的騙局。

哈坦伯格比我們其他人都還瞭解克雷恩。二次大戰期間，他們兩人就在同一家海軍醫院服務，是相當熟識的同梯，甚至稱得上是朋友。哈坦伯格對克雷恩每天早晨的猶豫不定早就習以為常，可是他決心不讓今天早晨變成那樣。他很清楚要是派蒂不趕快接受手術，她就再也沒機會了。他這位別的方面都讓人尊敬的朋友，往後六個月內都不可能提起足夠的勇氣，但哈坦伯格認為派蒂只剩這些時間了。

因此，當我們四散到老地方找失蹤的瓣膜刀時，哈坦伯格並沒有閒著。他已安排好一通緊急電話，讓克雷恩得在此時去坎能的辦公室一趟，自己再趕快跑到樓下的心臟外科辦公室。他打開克雷恩桌子的中間抽屜，拿起那支瓣膜刀，慢慢往上爬三層樓回到手術室，讓他的同事有足夠時間白忙一場之後再回來。一等克雷恩靠近，哈坦伯格就把那小小的工具，塞進心不甘情不願的外科醫生手中，然後扯開嗓門讓護士長聽見他說：「去動手術吧。」

克雷恩滿臉羞紅，咕噥了幾句，接著下令把派蒂的輪床從走廊推進手術室。面對不知道發生什麼狀況的小女孩，他露出充滿自信的大大微笑說道：「小甜心，我們會把妳治好，完好如初。」然後，堅定的朝刷手間走去。

四個小時後，我和肯把派蒂推到恢復室。暢通的肺動脈瓣在她的胸腔裡正常地運作

她長大之後成為一名在密爾瓦基執業的律師，生下三個健康的小孩，更會對救她一命的勇敢外科醫生理察．寇斯提茲．克雷恩十分尊敬。

至於克雷恩和哈坦伯格，五年後，他們在一份重要的小兒科期刊上發表文章，談的是十歲以下肺動脈瓣膜切開術最多的連續成功案例。所有案例都是用那天早晨，在這位外科醫生桌子中間抽屜找到的那個工具完成的。

Chapter 9

The anesthesiologist's tale

麻醉科醫生的故事

麻醉醫生喜歡講關於外科醫生的故事，我也不例外。做了二十五年讓人陷入昏睡的工作，我認為自己什麼好事壞事都見過了。然而，我要講的這個故事卻自成一格，除了那天在手術室現場的人之外，恐怕沒有誰能提供類似的故事。或者應該說，我希望再也沒人能提供這樣的故事。

我和麻醉科和外科的同事、醫療過失律師、法庭精神科醫生，還有其他可能聽說這種可怕事件的人全都談過，結果除了那天和我一塊在場目睹事情發生的人之外，沒有人有過足堪比擬的經歷。我不否認這類情況在很久很久以前可能發生過，然而，即便在以前的年代，也很難剛好發生在治療病人的時候。雖然沒有證據，但誰曉得是不是有一、兩位所謂的納粹黨醫生，也犯過各位接下來要讀到的罪行？確實有位法庭精神科醫生，跟我分享過他唸醫學院時的一個模糊記憶，不過他沒辦法證實那些經過。

有時，我們翻開報紙會看到某個瘋子殺了人，甚至還殘酷地對待受害男子、女子或孩童的遺體，可是那情節實在太殘忍了，一般的讀者通常不忍卒睹，而且也跟醫療毫無關係。

二千五百年前，希波克拉底那時的古希臘醫生，告訴他們的後繼者（也就是我們）一條簡單的格言：醫者的職責是「助人，或者，至少無害於人」，這句話後來變成拉丁文中人們經常引用的「先求無害」（primum non nocere）。幾乎每個醫生在很多場合都會提到這個格言，而且身體力行。我們不但奉之為圭臬，還建立了一套嚴格的倫理和道德準則，盡一切可能防止其他醫療同業違反此誓言。

倫理學家會爭論每個醫生對他或她的同行究竟有多少的監督責任，但沒人會質疑在同僚背後監督的必要性。這不僅是道德責任，更是醫生社群的集體責任，這促成許多醫院委員會的設立，督導治療者和尋求治療者之間各種層面的接觸。此外，在大家還沒聽過「生物倫理」（bioethics）之前，醫療機構董事會裡的非醫療委員，早就密切地在監督醫生成員了。

因此，醫療界的所有相關人員，在選擇了這個終身志業，成為醫學社群的一員時，就承擔了這樣的個人責任。我們確實是兄弟的守護者①，這也是為什麼當說書人請我講一個最難忘的病人時，我覺得應該要講這個故事。

一開始，你會覺得故事好像和前面的高調說教有矛盾，因為我一直在談所有病人都是我們共同的責任，但我接下來講的這個人，卻好像成了某位醫生的專屬病患，而我不是那位醫生。當然啦，這也是身為麻醉科醫生的弔詭之處：

①譯注：語出《舊約．創世紀》，該隱殺了他兄弟亞伯，神問該隱：「你兄弟亞伯在哪裡？」該隱撒謊說：「我不知道，我豈是我兄弟的守護者？」（Am I my brother's keeper?）

外科病人入院是為了接受手術而不是麻醉，所以相關的人提到他，都會稱他為某某外科醫生的病人，而我們這些提供麻醉的人，卻把他當作是自己的責任。我們會回顧他的醫療紀錄、替他做檢查、和有關的醫護人員做諮詢、手術前也會和家屬見面，除此之外，還在其他諸多方面將他視為我們的病人。我們最重要的責任之一，是保護他不受代謝和生理壓力的傷害，因為接受外科手術的病患，免不了要承受上述壓力。

因此，如果手術過程出了亂子，即使我們在整個事件中所扮演的角色與之無關，我們仍會細探當時是否能做什麼阻止悲劇的發生。偶爾，有個奇怪的併發症出現，我們還是會有罪惡感，即便仔細檢討每個動作後，沒有發現什麼明顯過錯是應避開而沒避開的，也沒有什麼應該要預料到的麻煩。但另一方面，有時麻醉科醫生也會被怪罪，好像是他本人親手犯下的錯。

讀完一方面講道德，另一方面大談肢體殘害的長篇前言（以及一些即將登場的故事有什麼獨特之處的評論），我希望你已準備好閱讀這篇絕無僅有的故事，這點我也已對各位承諾過。依我先前的觀點，這病人算是我的沒錯。

雖然不論是醫界或以外的地方，都會認為他是外科醫生比爾・孟斯菲爾（Bill Mansfield）的責任。然而在我眼裡，他就是一個差點在我眼前死去的人，因此一想到他就有深深的罪惡感。這罪惡感揮之不去甚至還成長茁壯，因為我一再回顧那樁幾乎釀成的悲劇，檢視每個環節，卻始終不懂為什麼我在當下表現得那麼消極。

早在比爾・孟斯菲爾曉得我這號人物前，我就知道他是何方神聖了。我還是高一新鮮人那年，他已經是校內美式足球隊的明星級後衛。我們上的是同一所大學——在校內他是學校體育代表隊的隊長，而我則加入樂隊——和同一間醫學院，不過我們的人生少有交集，所以我僅把他當作認識的人，而不是朋友或者要好的同事。

就身材而言，比爾的個子真的很高大。身高六呎三吋，體重接近二百五十磅，他看起來就像個外科醫生，然而旁人可能誤以為他的專業領域是骨科，而非他擅長的領域，也就是腹腔以及所有那時稱作一般外科的部位。像他這種身形的人嗓門應該比較大，或是比多數醫生更愛要求別人，所以當比爾在手術室中表現出沉穩謙和的姿態時，大家都嚇了一跳。綜合各家說法，從沒有人聽過他冒出一句粗話，不像他的同事偶爾在手術不順時會稍微口無遮攔。他對護士有禮貌也是出了名的，外科醫生在手術檯白熱化的奮戰中，偶爾會忽略或忘記這件事。對像我一樣的女性醫生來說，他就是我們夢魅以求的典範：氣度高尚以及一視同仁的態度。雖然我和他很少有機會一起進行手術（我的專長是心血管手術的麻醉，只有在沒有心臟手術時才會接一般外科），但我總是很期待看到我要進行麻醉的病人姓名旁，偶爾出現他的名字。麻醉科裡有這種想法的人不是只有我而已，因為他似乎也很尊重我們在手術處理中扮演的角色，這特質在他那群切來割去的同僚中算是相當少見。

就我所知，比爾只有一個問題。那不是什麼祕密，但他的同事很少拿來當成閒聊的題材，因為把它拿出來講就像在一位備受敬愛的人身後說閒話。他有某種精神方面的毛病，為此他要服藥，但病因只有外科主任一個人知道，而他的精神科醫生，每個月都要提交一份狀況報告給外科主任。由於他沉靜的特質，我總以為那是輕度的長期憂鬱症，並不會影響他優秀的手術技巧和對病患的照顧。

從沒有人檢舉比爾曾在工作時出現反常的行為。情況正好相反，他的技術和時間控制穩定可靠，據說如果是一般常做的手術，他所用的時間會和上次同樣手術所花的時間相差不到十分鐘。這是外科醫生身上罕見的特質，對此，外科的醫護人員都很感激他。畢竟醫護人員不僅需要完成每日預先排定的手術，還得留下足夠的時間應付加檯，不論是緊急狀況或急診病人。外科團隊中要是有一、兩位比爾這樣的人，大家的工作都會變得輕鬆不少。事實上，比爾之前任職的社區醫院有個傳說，號稱幾年前脾切除術十分普遍的時候，他曾經在一天內連續為四位霍奇金氏症（Hodgkin's disease，即惡性淋巴瘤）患者進行脾切除術，而且每一檯都在七十五到八十五分鐘內完成，不多也不少。

我要傳達的是這個人絕對的穩定性。他有三個孩子，老么十二歲老大二十一歲，幾乎是每三年就生一個；一幢典型的郊區房子，附一個放得下兩輛富豪汽車的車庫；每年度假三週，都去同一個加勒比海小島；上至總統下至鎮民代表選舉，都是共和黨候選人的死忠選民。事實上，他自己也曾擔任鎮民代表，為社區服務有目共睹，每屆兩年的任期他一共做過五屆。如果他不是個外科醫生，一定會被視為角逐市長或州議員的適當人選。

比爾上刀的時間大約算是中量級。幾年下來，他的手術排隊名單都維持在固定的水準。他有大概一半的手術是在鎮上另一頭的社區醫院做的，所以我起碼要兩到三天才會在手術室看到他一次。一九八五年某個怡人午後，當我看到他的名字出現在我隔天早上的班表時，內心真是充滿期待；我們要進行的是一般的膽囊切除術，要把整個膽囊拿掉。若由比爾操刀，這種手術肯定只會花四十五到五十分鐘，讓我們在同一天還能再排個兩床疝氣，還有一床甲狀腺失調。

我們的病人莫頓．坎特瑞爾（Morton Cantrell）是位五十五歲的會計，他雖肥胖但仍算是相當健康，身體一直沒什麼毛病，直到兩個月前他去參加鎮上的一個零售商大會，吃了一頓特別油膩的大餐，沒多久就吐了一次並感覺上腹疼痛。孟斯菲爾醫生向來秉持不怕一萬只怕萬一的態度，在門診時仔細檢查，發現一些小結石，於是便建議坎特瑞爾開刀。病人選擇我們而不去比較大間的社區醫院，因為這裡離他家比較近，方便太太來探病。在那個時候，即使是膽囊手術也要在醫院住上大約一星期，所以離家距離也是重要的考量因素。

手術當天一早，有個手術室助理跟我房裡的護士長說，向來冷調但起碼還客客氣氣的孟斯菲爾教授，今天早上七點半走進醫生更衣室時心情似乎特別愉悅，她覺得大概是因為今天是醫生休完年假回來上工的第一天。那時我已在手術房裡忙著為坎特瑞爾先生安裝靜脈注射管，所以對她的談話並沒有太注意，直到醫生本人出現；我從來不曾見過他這麼熱絡外放。他沒理會我對他度假歸來的熱切問候，也不理他的病人，這在我與他相處的經驗中是頭一遭。他逕自走向還沒刷手的護士長，摸了她的左胸，還在她額頭上用力親了一下。護士長完全嚇壞了，甚至有點手足無措，一句話也說不出來。一般來說，要是別人做出這麼過分的行為，她早就把那人罵翻了。可是，眼前這人居然是孟斯菲爾醫生。她可能認為要是這麼嚴肅正直的外科醫生做出這種舉動，一定是她自己有哪裡不對勁，才會讓醫生變成這樣；女性被本應對她好的人欺負時，很容易產生這種心態。孟斯菲爾不但行為不檢地往刷手間走去，還多說了一個簡短低級的笑話。

刷手準備通常要花上十分鐘，孟斯菲爾醫生卻用不到一半的時間就回到手術室，而且又再講了一個同樣沒水準的故事。當一位技術員表示他好像變成另一個人時，醫生似乎覺得很意外。此時，坎特瑞爾已經插管就緒進入睡眠狀態。住院醫生把蓋布放定位，孟斯菲爾用瘋狂的方式開始動刀，每個人都不可置信、嚇得要命。不到一分鐘，他就來到坎特瑞爾肥胖的肚子裡，在兩、三分鐘內把膽囊取出，然後開始切胃。除了幾條最大的血管，他根本沒停下來把其他血管紮好，放任小血管噴湧出鮮紅的動脈血，濺到墊布還有助手的面罩上。我還來不及看清楚進行到什麼地步，他就把完全正常的部分胃切片丟到樣本盤裡，接著在我們驚嚇的雙眼前，橫切一刀，劃破主動脈前壁。手術室裡警告鈴聲大響，要命的大出血直直噴向天花板，轉眼間，聽見警鈴的人全都聚集到這間手術室來。一位比孟斯菲爾還壯的護佐由背後一把抓住他，把他從手術檯拉開，壓倒在地。這位顯然已經瘋狂的醫生還喊著：「你在搞什麼東西啊，小子？」然後接著說：「你把這無菌的地方都汙染了，臭混蛋！」

同一時間，快手快腳的住院醫生，已設法把一大塊海綿放到出血的大動脈前壁上方，並施加足夠壓力讓出血量快速減緩。有兩位在走廊等著進開刀房的心血管外科醫生聽到這裡的高聲叫嚷，立刻不等刷手就穿好袍子戴上手套，絲毫不浪費保貴的時間。消毒過的專用器材已經推進來，不到十分鐘，他們就把主動脈縫合並完全修復。一組一般外科醫生把被切壞的胃重新縫回去，等他們重建的工作告一段落，一個和原先胃臟雷同的形狀已出現，雖然小了很多。我調來全適血盡全力輸入，直到病人的血壓重新回到相對正常的水準。在剛剛最危急的時候，病人的血壓幾乎已經測量不到了。在整個過程中，被三位護佐壓在地上的孟斯菲爾出言威脅，說要控告我們所有的人。

當然，最後提出控告的人是坎特瑞爾。我看到被告名單，他的律師團隊似乎把醫院方圓一哩內的人都告了，而且還問過不下十個證人。不用說，我也是被告之一。孟斯菲爾不但輸了這場官司，醫生執照也被吊銷（而且幾乎失去自由），除了他之外，最大的輸家是兩間醫院的外科主任。當地報紙報導說這「婆羅洲來的野蠻醫生」，在這兩個地方進行手術。根據最後的法院文件，他們的督導簡直「漫不經心到了誇張的地步」，所以這兩人都被解職了。

你大概不至於還沒猜到，比爾．孟斯菲爾「某種精神方面的毛病」，指的就是躁狂抑鬱症（bipolar disorder）[2]；，而且在為期三週的假期中，他都沒有服藥。在此之前，他從不曾違背精神科督導的規定，所以在他結束假期回到手術室操刀前，沒人想到應該要測一下他的藥劑濃度。威廉．羅格斯．孟斯菲爾（William Rogers Mansfield）曾是最值得信賴的人，為何要懷疑大家口中「孟斯菲爾醫師的可預測性」？就連他二十五歲的太太，都不知道他決定在前往聖湯瑪斯[3]享受家庭生活的期間進行這場「實驗」（這是他在法庭上的用詞），她僅在某次開庭時提到，最後那一星期，先生的性需求似乎有比較強烈。

至於坎特瑞爾，他可能是整個事件中最大的贏家，而且不單是在金錢上。首先，他得到免費的膽囊切除術，同時還成為百萬富翁。他的胃體積縮小了，這比稱作「胃間隔」的現代技術提早約莫十五年降臨。因此，如今的他是一位淨瘦的七十五歲老人。那時修復的主動脈依然十分健康。在那場大手術中，劃破的主動脈雖然極可能成為他喪命的主因，但現在卻一點也不影響他的日常生活。而且那令人難忘的早晨，不論是手術的傷害或手術室無菌狀態的破壞，都沒有讓他出現任何術後併發症。莫頓・坎特瑞爾還為另一件事心存感激：從那天起，他再也不需要工作了。

麻醉科醫生故事的後話

故事裡的麻醉醫生卡莉希瑪・諾蒂斯瓦拉（Karishma Noticewala）說得沒錯，治療病人已成為共同的責任，尤其在今日的大型醫學中心裡，病人根本不認識負責照顧自己的絕大多數醫護人員，甚至從沒仔細瞧一瞧這些人。大多數病患可能已察覺到這麼做的必要性，但很少有住院的民眾能清楚知道，究竟大多數工作人員（至少是那些受專業訓練的）有沒有認真看待他們所應當承擔的

②編按：又名雙極性精神失調症。
③譯注：位在加勒比海上的小島，美屬維京群島的一部分。

責任。這正是卡莉希瑪以及所有的麻醉科醫生抓出的重點：責任的界定。

這主要是和麻醉專業的歷史有關。如果說麻醉科醫生花了一整個世紀才成為外科手術的共同夥伴，並不是誇大其辭。從一八四六年十月十六日，麻州綜合醫院第一次使用乙醚到一九五〇年代初期，關於人體對麻醉劑深奧難解的反應細節，我們所知有限。直到五〇年代初才有幾位學術界的先鋒人物，開始解釋這項看似簡單的技術，就算是讓最健康的病人沉睡，都牽扯到內分泌、心血管和神經肌肉等相關系統。卡莉希瑪已明白指出：「外科病人入院是為了接受手術而不是麻醉」，然而，手術的結果也可能和負責麻醉劑的人有關，不見得是操刀者的技巧與謹慎。

卡莉希瑪追求真理的心靈探索，早在她擔任住院醫生期間就已經開始，比「孟斯菲爾—坎特瑞爾」大災難的發生早得多。可是自從發生了那件事後，她發展出一套更為全面的觀點，這使她不單專精於讓病人沉睡，還成為監督醫療品質的專家。她認為孟斯菲爾的大開殺戒是她的錯。她認為控訴她醫療疏失的判決正確無誤。若你要問我的意見，我也認為她的想法是對的。

「無害於人」也應理解為「不容許有害於人」，這就是卡莉希瑪違犯的戒律。看到孟斯菲爾甫進手術室的行為，她就應該警覺這位向來穩重的男子有些不對勁。卡莉希瑪對此有自覺，甚至主動談起，展現珍貴的勇氣把故事忠實地講出來。因此，就算讀者心思不那麼細膩，也能輕易看出她在那個情境中所扮演的角色。對卡莉希瑪來說，孟斯菲爾的過錯並不會比她多，而且她想要讓大家都知道這一點。

好幾十年前，當我還在接受外科訓練時，我們經常會爭辯所謂「指揮者」的概念。指揮者究竟該是外科醫生、內科醫生、病患本身的諮詢醫生還是麻醉醫生？到底誰才能做最終的決定？那時，我們在爭的是權威的歸屬。然而就病患的福祉而言，責任才更重要，而這責任屬於每個自稱為醫者的人。

Chapter 10

The neurosurgeon's tale

神經外科醫生的兩個故事

故事開始之前，我想先講一個短得多的小插曲，讓大家瞭解一下我的處世格言。當然，這格言適用於整個醫學界，不過比起其他專科，我們小兒神經外科最為受用：「我見過也治療過許多嚴重的問題：外傷、畸形兒、腫瘤。這份工作可能讓我輸得很慘，可是有時也能讓我贏得很漂亮。」

首先談談壞的那面，我會盡量長話短說。第一個故事是關於一位兩歲半的小男孩，有天深夜他被送到急診室，頭上有個恐怖的傷口，我們當下立即把他推進手術室，後來才得知那傷口是被他母親的男友弄的。這毫無人性禽獸般的龐然大物在盛怒之下，以六呎兩百磅所能發揮的全部力量，把那小孩往牆上摔去。小男孩的身上傷痕累累，其中有很多是幾天前的舊傷，而他的體溫遠低於正常值。可是最恐怖、最讓人心碎的傷口，是直腸的一個大撕裂傷，沒有人敢去想這傷是怎麼來的，至少沒人願意直接點破。

雖然整個手術室的成員都已全力以赴，但小男孩頭部的傷口實在太大，而且血流不止。我在手術室失去的孩子並不多，因此我幾乎不曾見過當晚的那種悲痛，要是這種經驗時常發生，世上就不會有人想選這門專科了。當我們拚命想要止住從腦部源源流出的血水時，有位護士是掛著兩行眼淚在做的。後來我才知道，她自己的孩子正巧和這男孩同年。等一切都結束，殘殺的場面轉為悲傷，或者我應該用「哀慟」，才更能形容填滿手術室的赤裸情緒與悲鳴，而且不是只有女人才這樣。我看過比這更糟的頭部外傷，可是我沒見過哪個小孩受的虐待比他還慘，而且我從不曾如此心碎地走出手術室。

有些話絕對不應該寫在病人的病歷報告上。可是在這天晚上，我似乎失去控制無法保持專業。我才不在乎我所寫的這些字句若在法庭上被大聲唸出來會怎樣，事實上，後來它們的確被唸出來了。大夥兒在手術室全力搶救的這段時間，警方已把這位小小病患的母親拘禁在急診室的一個小隔間裡。身為一個外科主任，我躲不掉告訴她小男孩不治身亡的責任，和她面對面說話實在是個很不愉快的義務。我沒料到的是，那喪心病狂的兇手也在。警方很快就將他追捕到案，其中一位警察站在那，手持一把左輪槍抵著凶手的頭，我沒想過會在醫院看到這樣的場面。可是我確定，換做是我也會和那警察做一樣的事。

我只對那母親說了一句「凱文走了」，而我還能假裝不帶感情地講出這幾個字。可是接下來，我忍不住轉過身面對那惡棍，從椅子上直接逼視他，讓我的臉幾乎貼上那充滿血絲和事後恐懼的雙眼。我要讓他清楚看到那黏在我手術袍上的一點腦子。手術袍浸滿深紅色的鮮血，全是他剛殺死的孩子流的。我只勉強擠出幾個字：「看看你幹的好事」，因為怕再說更多我就要吐了。

我從椅子上起身，回到樓上的手術室，住院醫生正在寫手術報告。我耐心等他寫好，然後取了他的筆，用大寫清清楚楚地寫下每一個字母，確保將來不會有人讀錯：「他母親和她男朋友是爛透了的東西。」我用比平常更大的字體簽名，走向外科醫生的淋浴間，試圖把今晚所見的一切全都洗掉。

＊＊＊

「有時也能讓我贏得很漂亮」，接下來的故事就是這種光榮的勝利。「贏」和「勝利」在我們這個領域中都是相對的，而且不見得每個讀者都會同意事情應該怎樣最好。不過，結果還是相當不錯的。也因為這個原因，我視瑪麗安．杜根（Maryann Dugan）為最難忘的病人。

我第一次見到瑪麗安是在她出生之前，那時有個婦產科醫生請我去看一位再過幾個星期就要臨盆的二十九歲婦女，她肚裡的小孩被診斷出有嚴重的腦積水（hydrocephalus）。容我在此稍加解說。人的腦中有四個大小和形狀各不相同的空腔，稱之為腦室，它們彼此相通並連到通往脊柱中央的管道。腦室的內膜製造出的液體，就是所謂的腦脊髓液，它在腦室、腦和脊椎之間循環，將腦組織浸在其中並藉以傳送養分。如果胎盤發育期間出現阻礙，液體不能自由流通，導致液體蓄積在整個互連系統中，當腦室隨之擴大壓迫到腦部，頭顱的尺寸就會跟著增大。這就是一般人稱為「水腦症」的情況。

我和還在子宮的瑪麗安相遇時，唯一有效的水腦症治療，是將一個有瓣膜的塑膠管插到其中一個腦室裡，從頭蓋骨上的一個小洞穿出來，將積水排到腹腔，並在皮下埋一條通道。如此一來，多餘的液體便能排到腹腔內，減緩腦部壓力。如果病情輕微又能及早發現，孩子有可能過著完全正常的生活。但是情況並不總是這樣，有些小孩會從此有程度各不相同的心智缺陷。

瑪麗安的爸媽想要一個孩子已經兩年了。他們已看過超音波，所以我可以對這嬰兒頭部大小的問題實話實說。他們對這個事實的接受度，出乎意料的好。特別是當他們知道，就算在產後幾個小時內完成引流術，嬰兒仍有可能遺留嚴重的腦部損傷。

剖腹產已安排妥當。手術完成後，我隨即趕到新生兒加護病房招呼我的新病患，準備直接帶她進手術室。我在途中遇到這一家人，他們才剛離開產房，媽媽很高興地抱著剛出生的寶寶，而那位爸爸散發著耀眼的驕傲，彷彿他眼前的孩子並沒有一顆成人尺寸的頭顱，而是一個人人都夢寐以求的完美嬰兒。我不曾見過新生兒的頭顱那麼大，但她的父母完全不在乎頭部的尺寸。他們心中滿是喜悅想與我分享，雖然我對他們而言幾乎是個陌生人。

這兩位深愛女兒的父母對瑪麗安的愛護始終如初。他們不再生小孩，將全副心思都放在這甫出生就有重大缺陷的女兒身上。起初，我們甚至不確定她是否能活下去，一直到所有必要手術的複雜情況都終了，才對她的復原有所期待。瑪麗安不僅需要一個引流器，還需要做些整形手術。隨著腦積水的消去，我得進行一連串繁複的步驟，縮小頭骨的尺寸，讓它更合於正常比例。

剛開始瑪麗安的智能發展很慢，不過漸漸地，她的智能開始接近同齡的小孩。但若要說完全跟上，那也是青春期之後的事了，更何況她的進步主要還是來自她那無與倫比的父母所給的鼓勵。一路走來她的問題不斷，具有先天性腦積水的小孩經常是這樣的：她曾經癲癇發作；她的引流器換了好幾次，雖然每次都很成功；她們全家到兩千哩外度假時，引流管出現了感染，幸好她及時趕回坎特伯里，才得以有效地治療感染。

雖然她的父母讓人佩服，但最棒的還是瑪麗安本人。一位可愛又自信的年輕大二女孩，今年二十歲。在瑪麗安大約十歲的時候，我把她請到每年我對醫學院學生講腦積水症的課堂上。那是她第一次的來訪，之後她又來了好幾次。我還清楚記得她在偌大的演講廳臺階間上上下下和同學們攀談，金色的辮子頭滿場飛揚。瑪麗安有一個著名的回診故事，讓護士們至今仍津津樂道。給每一位回診追蹤的小孩一枚銅板，是我行之有年的習慣，有一次，瑪麗安把她存下來的整袋銅板全都帶來，想和其他小朋友分享。

除了講一位個性甜美的小女孩因克服巨大逆境，而證明堅強的個人意志和外界支持有時能戰勝一切，這故事還有一項重大勝利可說。焦點再度回到瑪麗安的雙親，法蘭克與佩姬．杜根。女兒出生後沒過幾年，杜根家開始從事小小的硬紙板生意，後來這生意經營的相當成功。他們以瑪麗安的名義，在一所規模不大的學院裡，設立了一個全新的科系，專門教育需要額外協助才能在現實社會中獨立生存的青年朋友。

神經外科醫生故事的後話

和許多神經外科醫生一樣，佛瑞斯特．哈里遜（Forrest Harrison）帶有一股疏離的優越感（不不，應該稱為氛圍）。這門要求極高的專業領域除了男性之外，近年來也有許多女性，根據我們對這些人瞭解程度的不同，這種氛圍可看做是一種如假包換的孤傲披風，用來嚇唬醫療業中其他領域的同事，要不然就是一種偽裝良好的防護罩，保護自己不受執業時所遭遇的傷害波及。頭顱和脊椎裡的東西無法承受太多閃失，最小的失誤都能使這些脆弱的組織反撲。

如今我們所知的這門專科，是在二十世紀初由哈維．庫欣（Harvey Cushing）奠定基礎的。這位約翰霍普金斯醫院的年輕外科醫生才華出眾，獨力撐起整個部門，後來才有別人加入。腦部功能險惡謎題的挑戰，以及對腦部解剖危機四伏的著迷讓他訂定目標，竭盡所能地認識這質地近似西米露的器官。打從醫療技藝誕生之初，甚至是更早以前，這器官便一直覆蓋著神祕面紗。

隨著庫欣漸漸研發出各種技術，能夠相當安全地接近腦和神經組織，他的身旁聚集了一批和他個性相仿的人；但是，讓他幾乎超越所有同期外科醫生的天賦異稟以及後天鑽研，卻加總成他無能人及的特質。這批人和他們的老大一樣強悍，勇於接受少有人願意面對的挑戰，並與無法承受冗長技術及心理壓力的那些人保持距離（這也和他們老大如出一轍）。因為上述特質，是他們眼中達成重大成就的前提。除了少數例外，庫欣手下的第一代學徒都不是好相處的人。頂著最難解技術的光環，他們引起了不少惡感，也讓後繼者花了很多力氣洗刷汙名。

從那時到現在已經過了好幾代，神經外科醫生的形象總算有所軟化。不過，這並不表示他們不再故做孤傲或自我保護。這兩者仍是他們流傳下來的風格，而一位深刻的觀察者要留意的，正是去分辨被這兩者或介於之間的事物所掩藏起來的真實。

雖然我和佛瑞斯特·哈里遜沒有臨床治療上的接觸，但多年來，我一直認為他是哈維·庫欣不折不扣的真傳人。我們曾任職於若干相同的醫院委員會，但除了幾次與有共同行政利益的群體短暫共事，我和他只能算是點頭之交。就我的觀察來看，這位刻意輕聲細語的北卡人，性喜爭辯，當他發現自己所代表的爭議觀點被醫院主管反對時更是如此；這樣的對立，早已是常態。除了偶爾聽見他發出威脅性的咆哮，平時悅耳的語調也會時不時地變得尖銳。他會在轉眼間騎上一匹看不見的白色戰馬，衝進戰場，彷彿揮舞著過去吃敗仗的憤恨。他認為倘若戰爭的關鍵不是兵力而是將才的話，他本該得勝的（當然，這可能只是我的解讀而已）。然後他會很快地回復溫柔，就像當初暴怒起來一樣突然；不僅給旁人一種他根本不在乎得罪人的印象，也埋下風暴的潛在因子，隨時準備要再掀波濤。提供病患最好的照顧，是哈里遜和我們其他醫生的共通之處，可是他好像經常對如何提供最佳照顧與他人意見相左。他從來不對競爭對手做任何的讓步，解決問題時，也從不隱藏那捨我其誰的態度（尤其是面對主管時）。若情勢需要，他就會化身為哈維．庫欣那種硬漢，他和同行老前輩的唯一差別，只剩下卡羅萊納州人慢吞吞的講話調調。簡而言之，讀了佛瑞斯特．哈里遜的故事後，你很難相信在上述會議場合中的人，也是他。

二十三年前八月的某個傍晚，我終於真正地認識了這個人；這又是另一個故事了。我的第四個小孩莎麗（Sally）出生時頭顱就比較大，但沒人想太多，就連她的外科醫生老爸也一樣。她那親切和善的小兒科醫生亞伯特．派爾斯（Albert Pious），覺得這是個完全正常的孩子，她的早期發育沒什麼好大驚小怪的。實際上，她的大頭成了我們家人之間的笑話，被拿來和人見人愛的舅舅相提並論。沒有一個人料到她可能患有某種異常。

從故事的結局看來，莎麗還算相當幸運。有天晚上三個月大的她，右邊大腿長出一大片紅疹，隔天下午媽媽就帶她去看小兒科醫生。當天我把排定的手術都做完後，大約在下午兩點進辦公室，準備開始下午的看診。我才剛把白袍披上，老搭檔助理安妮．甘巴德拉（Annie Gambardella）就告訴我，克里斯．柯特勒（Chris Cutler）在電話線上等著我，他正在替度假的派爾斯代班。出於潛意識才有辦法解釋的理由，我感覺有如五雷轟頂。深埋在我腦中某個小隔間，只會出現在心理分析師艱澀理論中的某個東西，立即發聲說道：「不會錯的，他肯定是要說我的小孩有腦積水。」這想法在不到千分之一秒前，仍尚未進到我的腦袋裡。但我心裡深處的某個部分似乎早已知道這個事實，只不過固執地不願承認而已。克里斯吐出的第一個字，馬上證實了我（或是那內心深處）的猜疑。

我往上猛衝三層樓來到派爾斯的辦公室，我太太凱蒂正準備要帶莎麗到放射科做頭部超音波。檢查發現輕微但肯定是腦積水的跡象。克里斯盡可能委婉地指出，小朋友眼睛的些微凸出，已讓腦積水的問題浮上檯面。時間緊迫，克里斯建議我們立刻找小兒神經外科商量。他推薦我們找哈里遜，可是根據那位流星般耀眼的名醫與我有過的接觸，他的「庫欣風格」讓人印象太深刻了，於是我浪費了幾個小時——確切的說，是四個小時，難以置信吧！可見我對那冷調的好鬥人格極為反感——試圖聯絡一位以前和我一起受訓的醫生。結果，我要找的人搭著帆船不知跑哪去了，而且完全無法連絡上。我花了四個小時，就為了確定這件事。

我終於放棄另請高明的同時，凱蒂已把莎麗帶到急診室去，我有點不甘願地讓神經外科的住院醫生打電話給哈里遜。這時已是傍晚，但哈里遜半小時後就來到醫院，他緩步踱入急診室的小隔間，一派輕鬆的模樣好像是來點餐前雞尾酒的。然而，不出所料，那看似散漫的舉止掩飾了他閃電般的思考。他以出乎意料的熱情和我們打招呼，然後把全副精力都投注在我們的小莎麗身上，對她咕咕出聲好像在玩遊戲，其實是在測試莎麗的神經反射，並細心地展開一整套神經學檢查。當他不疾不徐地完成每個檢查項目後——焦躁的我們，覺得好像等了好幾個小時——他擡頭以親切的眼神望看著我們，我從不知道他能有親切的一面。「沒錯，」他講得極慢，是我聽過最緩慢的一次：「莎麗的確患有腦積水。」人們會記得這種時刻的所有小細節，而我記得很清楚，他在第一句話和第二句話之間，停頓了好久。「病況比我預期的嚴重。明天一早我們就要幫她做引流術，然後我們會在晚上把她轉到小兒科加護病房，這樣才能更仔細地觀察她。」

說完這些，他做了件令我難以忘懷的事，看來他完全瞭解在這種時候，身為醫者的他有什麼義務，而且這義務自希波克拉底首次提出後就延續至今。當凱蒂輕柔地搖著大腿上的莎麗時，哈里遜把手放在我的肩頭上，緩步地帶我走出診間，以最輕柔而鼓勵的語氣跟我說，他認為我的孩子不會有事。關於我比他年長十幾歲，在學院的地位也高他一階這些事，那一刻的他完全置之不理。對他來說，我是個憂心忡忡的爸爸，而他是唯一能提供我安慰與保證的人。我知道我信任的不是那位不可思議的當紅神經外科醫生（雖然，他的確是如此），而是那位既親切又有能力的醫生，他會拿出全部力量帶領我的小寶貝（以及她的父母）安然地度過接下來要面對的苦難。

莎麗的確安然無恙。二十一年來，她都沒遇上什麼問題，直到後來需要換個比較複雜的引流管。在經歷一系列危險手術後，終於又恢復健康。現在的她是個健康而且十分正常的年輕女性，對佛瑞斯特．哈里遜的崇拜始終如一，我們夫妻倆也一樣。哈里遜的其他病患、助手還有那些心存感激的家長也是如此，因為他總是有用不完的辦法讓這些人安心。對這些人而言，只有這位富有同理心的男子，能寫出上述兩篇神經外科醫生的故事。

Chapter 11

The chest surgeon's tale(s)

胸腔外科醫生的兩個故事

我的故事有兩個部分，但它們之間沒什麼關聯，我是靠著倚老賣老才享此特權。我可是真正的「老古董」，比這本書裡其他醫生都長了十歲左右，而我最難忘的經驗發生在二戰結束後，是我接受住院醫生訓練期間的一些片段。那些年少輕狂的經歷，實在讓我永生難忘。

我的故事只有一個和病人有關。當時他已被深度麻醉，從來不知道自己有多令人難忘——之所以令人難忘是因為我做了某些事，而他不過是個徹底被動的受體。至於我所選的另一個故事和病人一點關係也沒有，但它可以讓你看到過去和現在的時代差異，以及我們（至少我是如此）如何依賴臨場的機智以及更不適當的行為，試圖讓自己從不好的作為中脫身

那故事根本不該放在這本書裡——恐怕也不適合任何類似主題的書——不過，說書人為了討好我這老糊塗，就不跟我計較了。這有損我的形象，不過我們已達成協議，如果他想收錄第一個故事，就得把第二個故事一塊兒寫出來。

重要的先說。那是一九四七年，我剛從服役三年的軍醫隊（Army Medical Corps）退伍。我的目標是接受胸腔外科訓練，退伍之後，還有什麼地方比坎特伯里更棒？胸腔科的主任是傳說中的卡爾．史雲生，他幾乎無所不知。不僅如此，他對教學也有滿腔的熱忱。戰爭快結束前他曾在海軍待過兩年，身為軍中夠資格動肺臟與橫隔膜手術的少數外科醫生之一，他因此獲得極豐富的臨床經驗。

史雲生最喜歡帶著實習生一起做困難的手術，他的熱忱讓我受益良多。我從軍駐防歐洲的三年經歷也算是見多識廣，之所以會選擇到坎特伯里，是想再磨練磨練自認優秀的專業技術。

我精心挑選要參與的病例，確定那些都是我或教授覺得最有挑戰性的。要是沒有上刀或是不在病房照顧病人，我喜歡把時間花在看史雲生教授做事。我會跑到他在三號手術室裡的專屬房間，站在他對面的小矮凳上，看他示範腫瘤手術、少見的生理構造異常，或某些不那麼尋常的類似構造。

這個故事發生在某個早上，那時主任在為一名患有血管疾病的十四歲男孩進行所謂的開放性動脈導管（patent ductus arteriosus）手術。這裡說的「導管」（ductus）是一小段動脈，用處是在出生前讓血液略過尚未發揮作用的肺臟。出生後，這段血管通常會馬上封閉，讓適當血流進到充滿空氣的兩邊肺部，完成正常的血液循環。可是在很偶爾的狀況下導管會保持開放，在血壓較高時，會有過多的血液流進肺組織。通常會有好幾年症狀不明顯，但過多血液流到肺部的狀況若拖得太久，可能會演變成嚴重的問題，所以醫生幾乎都會建議病人把導管紮起來或是分開。在一九四〇年代初期，有關心肺循環的開創性血管手術當中，這算是頗安全的手術之一。不消說，卡爾．史雲生是這手術的專家，就連我也做過幾例。

開放性動脈導管最讓人印象深刻的病徵，是透過聽診器會聽到很刺耳的心雜音，就好像機房正全速運轉一樣。事實上，血液快速通過這一小段血管會造成胸壁的一陣騷動，醫生若把手放在患者胸骨左上部往往就能感受到。該現象因其振動的性質，而被取名為「顫動」（thrill）。

當天要接受手術的男孩具備典型開放性動脈導管的所有病徵，不過在入院檢查時，他的顫動現象特別不明顯。史雲生俐落地把血管分離，並讓血管露在眾人眼前，此時他要新進的住院醫生彼得．寇帝斯（Pete Curtis）將戴了手套的手指放在血管表面，以便確認患者確實有所謂的顫動現象。可是不管多努力嘗試，或小力或大力，彼得就是不認為指尖感受到的震動足以構成顫動。在史雲生的指導下，他的手扭過來轉過去，仍然徒勞無功。

怎麼這麼溫吞，實在看不下去。於是我，一個身高六呎三吋體重一百四十磅，經驗豐富但是可能太過雞婆的外科醫生，把身子往前延伸盤旋在手術區上方，無力阻止那必然的下場——因為我終於忍不住了。我把一雙皮包骨的手臂直直伸往胸腔，身體又往前擠了兩吋，然後把導管放到沒戴手套的手上，還在姆指和食指之間稍稍扭了一下，並清清楚楚地聽到自己很大聲地說：「你搞什麼啊，寇帝斯？你他媽的像這樣捏住這玩意，那該死的顫動就會出現了。」

手術室突然陷入一片死寂。我意識到自己幹了蠢事——就別提我還用了粗魯的軍人渾話——我趕快把雙手一縮，抽離病人的胸腔，站直身子時還差點從小凳上往後摔倒。太晚了。史雲生緊盯著我瞧，除了驚恐，湛藍的雙眼還露出一絲恨意。然後，他做了件你肯定想不到的事，甚至比我用沒戴手套的手破壞無菌環境還難以想像：他一手抄起最大號的止血鉗，一個勁兒地往我的臉上砸，接著不假思索地繞過手術檯，追過來想要抓住我。好在，他比我矮得多，而且腳還有點毛病。可是我沒看清楚就從觀察小凳一腳踏下來，結果踏進旁邊的海綿桶裡，左腳的十二號鞋被牢牢卡住，這大大抵消了我的領先優勢。

時至今日，都已經過了六十年，我仍不敢相信這種事真的發生了。我拖著海綿桶還有桶裡所有的東西，跌跌撞撞地跑向三號手術室的雙層大門，怒氣沖天的史雲生穿著緊緊包裹的手術袍，全力緊追在後（凱爾特人看到海平面上出現不懷好意的大船時，他們總是說：「小心古北歐人的怒火啊。」）。幸好，他一腳踢到麻醉儀器伸出來的管子，一時之間失去了平衡，不過他也很快地重新站穩腳步，繼續追來。這時，我已經擺脫了海綿桶，遙遙領先。主任對我講的最後幾個字是這樣的：「只要我還在，你就別想給我回來！」一直到現在，這段話依舊在我耳裡迴盪不已。

這就是我被坎特伯里開除的經過。但我運氣很好，密西根州北部有間教學醫院的總住院醫生要離職了，他是因為患了結核病才下臺的，這種事在那時還算常見。急著想要補足人手的他們不顧史雲生信中的批評，還是決定找我去接那位子，也讓我得以完成正規訓練並取得胸腔外科醫生的資格。

故事還沒完。二十年後，我在某間還算不錯的大學附設醫院擔任教授。美國外科醫生學會的芝加哥年會為史雲生舉辦了退休晚宴，我則應邀在晚宴結束時，擔任他告別演說的引言人。二十年來我再也沒有和他連絡過，不過我還是發表了一篇華美的讚辭。當然，我可沒提起二十年前，以裸手抓導管的過去。我的老長官熱切感謝我的引言，也許因為晚宴至此他已喝了不少。不過，他終於還是在簡短的演說結束前，用以下這段話劃下句點：「如果卡特利奇醫生仍對多年前，在坎特伯里把玩某位小病患的動脈導管有所不安，我可以告訴他，病人的術後狀況相當順利。看到卡特利奇也已經從此事走過來了，我感到很欣慰。」

＊＊＊

說書人八成會告訴各位我是個無賴，不過第二個故事總是讓我有種叛逆的驕傲，雖然看起來真是下流透了。我並不求寬恕或諒解，我只想要各位把它讀完。這故事會放在書裡，只因這就是要我說動脈導管故事的代價。或許，也是我在多年後的一種悔過。

我和同期接受住院醫生訓練的大部分人不同，因為我是個有婦之夫，在戰時舉行了正統的軍式婚禮。那是在我即將被派出國前舉辦的，就和許多在相同況狀下舉辦的婚禮一樣，有點急就章的味道，因為身為軍人的我們連自己能否安全歸國都不曉得。而且，和許多在這種情境下結婚的人一樣，戰爭結束後，我太太和我發現彼此完全不適合。一開始的幾個月我們還試著努力，可是沒用。我不知道我太太怎麼面對這情況（這可能暴露了我的問題，不過我也不在乎）；至於我嘛，開始和實習護士搞曖昧，她們覺得我是個誘人的戰地英雄，雖然事實完全不是這樣。

坎特伯里醫院當時的規模比今日小很多，不管是不是醫療專業人員，大部分的工作人員都彼此熟識。因此，要搞不正常男女關係得低調隱密，還必須找出最不可能被發現的藏身之處和安全的幽會時間。我偏好的快速幽會地點是手術室旁一幢興建中的外科大樓，這地點十分安全，因為大樓外頭掛了很大的一幅標語上面寫著：「任何狀況都不准進入，你也一樣！」這標語有其必要，因為很多地方都還在施工中，進到裡面的確十分危險。

不過，深夜遊盪讓我對那地方極為熟悉，而且我發現工人們在某特定地點，放了張有點破爛的舊沙發，有幾個工人每天中午固定在此用餐。差不多每星期一次，大概都是在值午夜到八點的大夜班時，我會帶一位漂亮妹妹到那地方，急著要幹那檔事。

這故事約發生在動脈導管事件的六個星期之前。我在院內各處的名聲都很好，大家認為我是個訓練有素的外科醫生，也是個聰明的診斷者，根本就是偉大全能的卡爾．史雲生教授的得力助手。我之前是個戰地英雄的謊言流傳甚廣，不過這也無妨，對醫院的管理者來說，我絕不可能犯錯。

不過，未婚的晚班護理督導希爾達．麥金泰爾女士（Hilda McIntire）並不吃我這套。不知為何，她對我利用名氣，從不同層級的人員那兒得到特別幫助的方法，抱著很深的懷疑。我一直在想她或許曉得我的婚姻不順，也知道我是用什麼方法排解。甚至有好幾次我在深夜遊盪時，懷疑她正躡手躡腳地跟在後面，想確定我真的是去做夜間巡房，而不是跑去搜尋獵豔的對象。

有這麼一個晚上，我正在那沙發上和某位見習生（那時是這麼叫的）辦事，突然間，一道我在戰場或急診室都沒見過的刺眼光束照了過來，一支又大又強的手電筒讓整個空間都亮了起來。來者是希爾達．麥金泰爾，她追捕的對象終於順利到手了。我的拉鍊敞開，而且那位見習女孩的內褲就丟在沒多遠的地板上。

希爾達．麥金泰爾沒有隱藏她的想法，也沒有掩飾獵物總算落網讓她多麼高興。「卡特利奇醫生，你真是本院之恥，丟臉，丟臉，真丟臉！我會讓你明天就立刻滾蛋，還有妳也一樣，卡拉傑夫斯基小姐！」說完，她就帶著一雙處女才有的腿快步離去。

可是逮到我的「警官」忘了考量一件事：和她交手的男人在軍隊裡當過三年醫官，而且對於利用各種權勢的形形色色辦法十分熟悉。不等她那槳得硬挺的制服所發出的聲響消失，我已擬妥行動計畫。我向陪在一旁的小妹妹保證她絕對不用擔心，輕手輕腳沿著建築工地的板模和圍欄陪她走回去，然後對我巧遇的那名實習醫生說了一遍我才剛編出來的故事，他因為剛才到急診室收治一名受傷的醉鬼還沒有睡。

我計劃在麥金泰爾找到醫院執行長利特菲爾醫生前，先下手為強。這並不是什麼難事，因為她得先對日班督導做完晨間報告，然後才可能採取行動。準時七點半，利特菲爾才剛打開辦公室的門，我就從他身後一個箭步跨上前，雙頰因自以為是的怒火而泛紅（我不曉得自己是怎麼裝的）。「你絕對不相信，」

我這麼說，幾乎無法壓抑冒牌的怒氣：「今天早上四點的時候，我發現麥金泰爾小姐跑到工地禁制區裡去了。我不曉得她在那做什麼，不過這不是我第一次納悶為什麼她當班的時候，偶爾會有半個小時找不到人。」當然，我提出這項指控沒有任何證據，但利特菲爾又怎麼會知道呢？「你覺得她會不會是偷溜去喝點小酒，還是怎麼著？」

好名聲沒有破綻的戰地英雄指控夜班護理督導是個酒鬼，甚至是個無可救藥的酒精中毒者，偷溜到醫院公告的禁區裡解癮。奧立佛．溫戴爾．利特菲爾（Oliver Wendell Littlefield）是位正直的紐約客，他決定再聽其他證詞都是多餘的。他既是陪審團又是法官，他會為了坎特伯里醫院的名聲做出正確的判決。他要我留下來，一起等希爾達．麥金泰爾交班完畢後來找他。半個小時後，當她要來提出指控時，利特菲爾已經在等著她了。不管麥金泰爾怎麼說，他一個字也不願相信，認為那全是為了掩飾她的不檢行為所編造的故事。他當場把麥金泰爾開除，還感謝我解救了坎特伯里，不致遭受可能因她而生的傷害，要是她喝醉的話，難保哪天不會犯下什麼可怕而難以挽回的錯。

胸腔外科醫生故事的後話

他說得沒錯：享利．卡特利奇（Henry Catledge）是個無賴。理由十分明白不用再提，然而另外還有別的原因。首先，他不應該跑到那間手術室觀看動脈導管手術：他應該是在第四手術室，協助一位實習醫生從胸廓表面切除一塊良性腫瘤。可是他把責任丟給一位助理，因為他覺得動脈導管手術比較有意思，有些人會認為這已算是怠忽職守，更何況那位助理並不是特別有經驗，而該實習醫生根本沒動過刀。史雲生動刀時不會擡頭看是出了名的，他是那種極度專注的外科醫生，眼睛只看得到那一塊消毒過的手術位置，所以他沒發現卡特利奇龐大而細瘦的身子，愈來愈靠近、愈來愈低，直到最後他做出蠢事。

然而，這不過是這年輕人的其中一個罪行。卡特利奇是個大嘴巴，他和實習護士搞一夜情根本不是什麼祕密。不過，的確沒人知道他都把小護士帶到哪去。人們的閒話傳到史雲生耳裡，他也早就強烈懷疑這些流言都有事實根據。事實上，史雲生曾用他那套委婉的方式和卡特利奇談過那些傳聞，並警告他這種事情如果屬實，醫院絕不姑息。雖然他始終無法還原麥金泰爾被開除一事，但對那件事情他自有看法。

接下來要說的，是卡特利奇眾所皆知的惡習，也就是從資淺住院醫生那偷病人。服役時做過那麼多手術，對他來說還是不夠。舉例來說，假設有位第三年的住院醫生終於準備好進行某項手術，當這位滿懷熱情的年輕人走進手術室時，會有個護士跟他說，他的學長決定自己動手。或者，就算卡特利奇安分地擔任助手，也經常因失去耐心，而讓新手掉進無法掌握的步調。有時這會造成危險狀況，而這些狀況只需多點耐心就能避免。

再說，卡特利奇也不是什麼戰地英雄。講故事時，他試圖讓讀者以為這人很謙遜，事實上，他經常騙那些易受影響的醫科學生和護士，說他在軍中功勛顯赫，胡扯的狀況遠超過實情。這導致為數不少的年輕工作人員，以為他經常要出特別艱難的任務，或冒著生命危險搶救同袍。我從他軍中的上級長官傑瑞・馬茲頓（Jerry Marsden）那得知，實際上，亨利總是想盡辦法要被派到後方的醫療站，只有少數幾次（都是因為躲也躲不掉）比較靠近熱戰區域。

還有就是關於他的婚姻。瑪麗・海恩斯（Mary Haines）是某個波士頓富豪家的千金。她與勇敢的上尉談戀愛，並在男方被裝船送往歐洲前互許終身，這一切都和當時許多男女所捲入的愛情風暴沒啥差別。不過，要是女方家裡稍微做點調查，就會發現他除了沒有開小差逃兵外，已用盡各種招術試圖避免被調派海外，其中有些作為，比麥金泰爾事件更讓人不齒。他對海恩斯家的人宣稱自己家中有三個兄弟，而另外兩人是獲勛無數的飛行員。實際上，他們一個是沒當過兵的摩托車技工，另一個則是長駐在家鄉附近迪西堡基地（Fort Dix）的補給士。這些都是枝微末節沒有必要的謊話，但是卡特利奇想把自己打造成另一番模樣。要是瑪麗知道她要嫁給紐澤西州的蔬菜農之子，她也絕不會因此動搖，可是他卻認為有必要謊稱爸爸是賓夕法尼亞州某個小郡的地方檢察官。他們匆忙的婚事比較像是私奔，而不是卡特利奇所講的那種正統軍式婚禮，因此男方家屬根本沒人出席。新婚丈夫前往歐洲不出幾個星期，瑪麗就知道一切的事實了。雖然她不是會被這些真相打倒的女人，但虛偽的欺瞞讓她心力交瘁。事實上，他講的故事裡就有這種欺瞞的好例子：「我太太和我都發現彼此根本不適合。」雖然他們確實不合①，不過真正的問題是瑪麗被騙了。亨利有點反社會人格，瑪麗巴不得和他一刀兩斷。很諷刺的是，後來她真的嫁給一位賓州某個小鎮的地方檢察官。

慢慢地，愈來愈多的醫界同仁風聞卡特利奇背信忘義的故事，所以大家對他日後的所作所為也就見怪不怪了。讀者可能還記得，他說自己二十年後「在某間還算不錯的大學附設醫院擔任教授」。他升到那個位子的經過，就是典型的亨利做法。在密西根完成住院醫生訓練後，他被任命到一間新設立的醫學院擔任胸腔外科講師，這間稱之為三流學府都嫌客氣的醫學院，位於中西部的一個小工業城。不論別人對亨利．卡特利奇有什麼看法，認識他的人都不得不承認，他是一位有天分的外科醫生，也是一位訓練有素的診斷者，這方面他對自己的描述十分貼切。可是單憑這些素質並不足以讓他升上正教授，尤其這所學

①編按：原文使用Mismatched，意指沒有門當戶對。

校正想加強它在醫學教育界幾近為零的能見度。不過，亨利總是很有辦法，來到新學校沒多久，他開始和鎮上最大鋼鐵鉅子的待嫁女兒約會，但是這回他不急：真正的交往對象並不是海麗葉．布赫杜肯（Harriet Buchdrucker）而是她的爸爸奧斯卡（Oscar），他不但是鋼鐵公司的總裁也是當地最大銀行的總經理。

亨利的殷勤讓海麗葉心花怒放，然而奧斯卡更為動心。他用盡辦法，想要灌溉女兒和這位誘人外科醫生之間漸漸萌發的愛苗，可是卡特利奇還是繼續慢慢來。雖然他的身材乾癟像個竹竿，但長得還算英俊，也有陰謀家經常具備的迷人風采。對海麗葉放長線釣大魚的同時，他還和鎮上幾位比較漂亮的年輕女子交往，有些是傾倒在他英雄形象之下的烈士遺孀，在她們眼裡他就像死去理想丈夫的化身。當然啦，在那窮鄉僻壤，沒有人聽聞過卡特利奇的臭名，他就像在電影試鏡裡扮演年輕有為外科醫生的演員。不知怎的，後來他結過一次婚的消息不脛而走。不過亨利把那次婚姻塑造成一場悲劇——美麗的年輕妻子因罕見的血液病變而早夭。

亨利內心的忌妒之情可不小。許多戰前以及在坎特伯里一起受訓的同儕都已在學術界的階梯上步步高升，這讓他坐立難安，下定決心也要比照辦理。他渴望得到正教授的職銜，還有入選幾個菁英外科學會的榮譽。藉由和海麗葉交往，再透過海麗葉和奧斯卡交往，這無賴（我還是要這麼說他）看到一條出路。漸漸地，他不再和鎮上的美女約會轉而專攻海麗葉，讓奧斯卡愈來愈相信他那沒啥看頭的女兒就要釣到金龜婿了。他上了勾，捐出美金五萬元給那間醫學院的外科部，並成為醫院董事。打從亨利．卡特利奇年少時就認識他的人，都能預料下一步，不過這一步等到兩年後，那時他已三十八歲，鬢角開始出現些許花白：海麗葉．蕭芬斯特．布赫杜肯小姐和亨利．凡克里夫．卡特利奇三世傳出訂婚喜訊，婚禮預計在八個月後舉行。這消息傳到坎特伯里，關於他用了「凡克里夫」並沒有讓我們太過驚訝（這是確有其事的真名，對亨利闖蕩江湖一直很有幫助），不過為什麼要加個「三世」就激起眾多好奇的猜想。反正，只要想到他的個人生涯中還有其他虛構成分能讓他占得好處，就用不著對此大驚小怪。

如果有哪樁婚姻可被稱為「基於利益的結合」，海麗葉．布赫杜肯和亨利．卡特利奇的配對（當然，還有奧斯卡）就是最好的例子。奧斯卡．庫特．布赫杜肯用自己的名字捐了一個胸腔外科講座教授的位子，亨利是第一任。這真是皆大歡喜的結局：海麗葉得到鎮上最誘人的獵物；亨利得到他的講座教授職位，還有隨之而來的國家級認可；然而，最大贏家要算是奧斯卡，他把相當平庸的女兒嫁給一位外科教授，而且他將名留青史常在人心。這整套做下來，大概只花了兩百萬美金。

多年以來，亨利用他曾在卡爾．史雲生門下接受訓練的事實招搖撞騙（這段師徒關係提前結束，但很少人還記得這事，或說也不怎麼在乎），所以美國外科醫生學會才選他擔任老教授榮退晚會的引言人。事實是，二十年前亨利．卡特利奇跌跌撞撞地逃出三號手術室，而氣極敗壞的卡爾．史雲生緊追在海綿桶拖行的痕跡之後，自從那天起，很少人相信他還有前途可言，但是他辦到了。正如同那天已經有點醉意的史雲生所說，他「也已經走過來了」。

以上所說，我敢打賭亨利．卡特利奇一個字也不會承認。

Chapter 12

The medical student's tale

醫科學生的故事

這故事發生在我還是醫科三年級生的時候，但是說書人很貼心地答應把我的故事收錄進來。不管在那之後又累積了多少經驗，這仍是我遇過最有意思的病例。所以說，故事發生在我正式取得醫生資格之前，又有什麼關係？

故事發生在某星期六晚上十一點的坎特伯里急診室，那時是六月中旬，第三學年才剛開始，我正要展開初次的臨床實習。很有意思的是，比我年輕四歲的說書人，那時卻擔任我的實習督導；如今回過頭去看，這情況倒也不像乍聽之下那麼奇怪。在這之前我做過記者，被徵召去參加韓戰，後來決定要念醫學院時，已經比同學們晚了五年。不但已婚還有兩個小孩，而且把守護家庭視為此生的主要目標；事實上，現在依然如此。至於那時才二十四歲的說書人，我就叫他奇普（Chip）好了，還有好多事等著他去體驗，成長磨練。他以為自己是隻蝴蝶，在坎特伯里所提供的護士玫瑰園裡自由來去。不過，我們那晚遇到的事，就連他也嚇到了。那天夜裡，有個名叫畢奇斯．帕斯奎隆尼（Peaches Pasqualoni）的年輕男子被送進急診室，焦躁不安、有點微胖的年幼妻子還有岳母則跟在一旁，在他胯下本該是生殖器的位置，腫脹成一團軟綿綿的凸起。陰莖、包皮與陰囊無一倖免，周圍的皮膚也一樣。生殖器上的皮如此緊繃腫脹，根本不是古希臘人用「發紅」可以形容的那種典型發炎紅腫，反而更像一團軟爛、滴水、臭不可聞的生肉，從兩腿間往前凸了出來。奇普、總住院醫生恩尼斯．蘭尼（Ernest Ranny）和我都不曾見過這般景象。我們為了更貼切地形容這狀況，暫時稱之為「生殖器蜂窩組織炎」（genital cellulitis）。蜂窩組織炎是指細胞組織的廣泛發炎，特別是皮下的脂肪組織。病患最特別的情況，是包皮上有一堆極小的孔，這是他岳母用針刺出來的，她希望這麼做可以排出一些膿液。現在，每個洞都在滲水，可是並不足以消除整團凸起的緊繃。

病史呢？問不出來……至少一開始是這樣。坐立難安的岳母不肯講，除了偶爾發出凶巴巴但沒人聽得懂的抱怨，用的似乎是某義大利南方偏遠小鎮的方言；而那位年輕人則鐵了心要替自己保守祕密。我們知道除非改用強迫的方式，否則他絕不會吐露半點內幕。胖嘟嘟的年幼妻子似乎是我們的希望，每當金髮藍眼的奇普和她講話，她就會怯生生地傻笑，彷彿心中藏了個不能說的祕密。只要我們用對方法，一定可以從她口中問出東西來。

最後，護理長瑪麗．密琍歐提（Mary Vigliotti）在奇普耳邊低聲說了幾句話，看得出來他臉都白了。瑪麗對年幼妻子露奇安娜（Lucianna）說了些話，只要觀察她們談話的樣子就可看出，瑪麗已讓那少婦準備一吐為快了。他們躲進護理站，幾分鐘後，奇普就帶著那個祕密出來了。露奇安娜在他身後雙手叉腰站著，笑看他不舒服的模樣。整件事的來龍去脈讓我聽了火冒三丈，所以蘭尼就讓我帶領一批惡煞，到年輕人被安置的小房間進行質問；差不多就像下面所寫的那樣。我站在輪床的腳邊，對無助又痛苦的病人提出一個又一個不客氣的質問：

「你的名字是巴斯卡爾．帕斯奎隆尼（Pasquale Pasqualoni），別名畢奇斯，而你的太太是露奇安娜，對吧？」

「是啊，醫生。」

「前天晚上，在露奇安娜和你岳母的同意之下，你跑去裁判街的妓女戶參加所謂的『義大利之夜』，嗯？」

「是啊，醫生。」

「你和同伴叫了妓女來幫你們吹，像之前每週五晚飯後那樣，沒錯吧？」

「是啊，醫生。」

「可是昨天你覺得不夠過癮，所以就多花了點錢在妓女身上，搞了快一個半小時而不是通常的半小時。你要妓女用盡招數，舌頭牙齒全都上了，我有沒有講錯？」

「是啊，醫生，不過你要知道……」

「問題就在這，我知道的可多了。我知道的是，這已經是個行之有年的古老風俗，你們鎮上還有附近的已婚未婚男人，都會在星期五晚飯後一起去那，叫人給你們吹喇叭。而且每個男人的老婆不但知道這件事，還認為這是一種給男人解壓的好辦法，省得在家糾纏。以前在義大利，你們祖母那一輩的人也容許這種事，甚至還很鼓勵。她們不認為這是和別人發生性行為，所以也沒有違背結婚時的誓言。」

「是啊，沒錯，可是現在要怎麼辦？你要怎麼救我的老二？」

說到這，蘭尼再也忍不住了。「聽好，小子，你覺得哪個比較重要，你的老二，還是你的命？」

「你問這是什麼問題啊，醫生？情況沒那麼糟吧，有嗎？」

「嗯，很不幸，真的有這麼糟，因為最毒的動物咬傷就是人咬的，而且那女人至少狠狠咬了六、七下。我們要把你帶去手術室，看看還能救回多少。」

此時，他幾乎已在哭叫了：「喔，喔，喔，求求你們不要把我的老二或蛋切掉！」

「我們要救你的命，該怎麼做就怎麼做，如此而已。」

那小子受到他應得的驚嚇後被送進手術室，蘭尼要我在腫大的包皮上劃出幾道縱向的開口，然後在組織間每個可能的位置都切些排水口減壓。盤尼西林、鏈黴素和四環黴素在急診處就已經開始注射。這種病不論比眼前此例嚴重或輕微，最後的結局通常都只能看老天安排。

狠狠修理畢奇斯流膿的包皮並沒有消減我的怒氣，我還是會想到家裡的老婆和兩個心肝寶貝。於是我要求負責他每天的換藥，而蘭尼也答應了。

那兩段時間是我一天中最痛快的享受。早晚各一次，我會帶著報復的心情走進畢奇斯所在的四人房，他一看到我就會嚇得臉色發白。每次我都用同一招：在他憂心忡忡的注視之下，我會把溼答答的敷料揭開，滿面憂愁地看著那小子皺成一團的生殖器，還用同樣陰沉的語調告訴他：「還很難講。」（或者，要是我存心諷刺，就會說：「進步得比預料還慢。」）然後我會倒些叫做達金氏液的氯化物溶液在那些組織上，再加上一些新的溼敷料，不發一語黯然地走出病房。當然，我的小把戲到第五天就演不下去了，蘭尼把導尿管拆掉，這意謂患部康復的程度已讓那小子能夠自行排尿。又過三天，患部已完全不用再敷藥，我也不能扮演復仇天使了。不過，那段期間真是很痛快。

後續：

後來，畢奇斯飛黃騰達，成為我們小鎮上三間連鎖乾洗店的老闆。之後他選上市政委員，到任的第一件事，就是公開宣示要讓每週五舉辦「義大利之夜」的妓院都關門歇業。他和苗條的金髮老婆露（也就是露奇安娜）很快就成為社區的重要支柱。

Chapter 13

The geriatrician's tale

老年科醫生的兩個故事

有時我覺得老年科是最古老但又最新穎的醫學領域。僅僅一個世代前，這門專科的價值才被充分認同，然而，就某個意義而言，它一直都存在我們的生活之中。自中世紀以來就有養老院和收容所，不過今日配備精良、訓練嚴格的老年科醫生，則是個相對的當代現象，特別是他（或她）會跨越專業領域和其他人合作，例如骨科醫生或心臟科醫生。若說老年科醫生是照顧老年人的家庭醫生也不為過，就像小兒科醫生是為比較幼小的人服務一樣。

我理解到坎特伯里醫學院裡需要

有這一科，所以早在老年醫學受到重視、有政府資助並有深入研究之前，我就選擇專攻老年醫學。你可以說我是占得先機，所以有很多故事可講。我選了兩個故事，倒不是由於情節多麼特別，而是由於這兩例足以代表走進我們辦公室或診間的病患多樣性。

每逢某個手術或其他成功治療的週年紀念日，或是耶誕節及其他節慶，醫生都會收到許多卡片、信件或禮物，再一次感謝他們多年前的照顧，甚至是救命之恩。我也和其他醫生一樣愛講這類故事，其中有一則我最常拿出來說。過去二十年來，每個你想得到的節日，我都會收到一位很特別的女士寄來的賀卡，對我來說，她的病例是今日超先進科技與二千五百年前希波克拉底時代醫生所提出的身體理學檢查配合得天衣無縫的明證。不過，我想先講身體理學檢查，事實上，我想講的是其中最簡單也最被忽略的一環：簡單的觀察。

當珍．邁可斯（Jean Michaels）的家庭醫生將她從二十哩外的小鎮轉診給我時，她的踝關節疼痛已持續差不多一年了。她五十八歲，比我一般接觸的病患來得年輕，不過她的家庭醫生認為，老年科醫生會比骨科醫生對非外傷造成的關節疼痛更有興趣，他的想法十分正確。據這位醫生所說，病人的疼痛程度與客觀的檢查結果間存在明顯落差，其中包括僅有輕微異常的X光片。他曾經嘗試的各種療法都未能發揮效用，現在他要把這位情緒穩定的女子交到我手上，希望能減輕她的不舒服。她的病史或生活沒有任何線索，所以這位醫生也不認為病患可能是心因性疼痛（psychosomatic pain）。因此，他確信自己一定是遺漏了什麼。

他的直覺是對的。我仔細檢查病人的關節試圖找出一些蛛絲馬跡，赫然發現她的指尖有所謂「杵狀膨大」的現象。杵狀膨大指的是一種畸變，它會造成指甲床靠近指頭交接處的外觀變得圓凸，以致整個指尖看起來像壓扁的棒子或湯匙。沒人曉得這種畸變的真正由來，只知道這症狀經常出現在血液缺氧的小孩以及先天性心臟病患者的身上。偶爾也會在肺癌的病人身上看到，而這同樣是不解之謎。當我向邁可斯太太指出杵狀膨大的現象，她也對指甲有此改變十分吃驚，這顯然是在過去幾年中漸漸成形的，所以醫生和她本人都沒注意到。

那天下午照的胸部X光顯示她的右肺上方有塊可疑之處，放射科醫生用電腦斷層掃描進一步檢查那個位置，發現了一小塊的癌症病灶。這或許可以解釋，為何關節炎的症狀與實際檢查結果不成比例。

我請邁可斯太太去看山姆．卡斯泰爾（Sam Carstairs）醫生，當時他即將接任卡爾．史雲生的位子。山姆醫生費心地向她解釋，如果伴有像是杵狀膨大和關節炎之類的周邊症狀，再小的肺癌預後都很不好，雖然那些症狀和肺癌本身並沒有實際的關聯。她堅強地接受這個消息，告訴她的家人，並安排動手術。出乎大家所料（卡斯泰爾除外，在此之前，他已見過這種結果好幾次了），病人的麻醉退去後，先前的關節疼痛再也不曾出現。接下來六個月的療程中，她的杵狀膨大也跟著消失了。經過仔細頻繁的回診追蹤，這二十年來她的肺癌都不曾復發。這就是為什麼一遇上節日，她就要藉故寄卡片給我。每年聖誕節她也會寄一張給卡斯泰爾，至於原先將她轉診過來的醫生，嘿嘿，他一張也沒有。

＊　＊　＊

我要講的第二個故事完全是另外一個類型，其中提到一種被捨棄且具有危險性的藥物，被重新發現可以有效且安全地治療多年來被認為無藥可醫的疾病。更棒的是，發現此藥新功用的人，數十年來都受到該病症的折磨，即便他曾接受最好的醫療協助。這疾病的病因為何沒人知道，就連二十世紀初最先描述其特徵的土耳其病理學家胡魯西．貝塞特（Hulusi Behcet）也一樣。不過關於如何對症下藥，卻有諸多講法，由可體松製劑到抗癌藥物（貝塞特氏症並不是癌症）到類固醇，不一而足。然而，沒有一種方法能夠普遍適用於每位病患，而且似乎都局限於該疾病的某一外顯症狀。

貝塞特所描述的最明顯特徵是潰瘍，出現在嘴巴周邊的患者高達百分之九十七，得到生殖器潰瘍的患者有百分之八十三，還有百分之七十五在身體別處出現潰瘍。約有一半的病患也會同時出現眼色素層炎，就是眼睛組織發炎。幸好這種疾病並不普遍，因為它所引起的痛苦——不論是身體上還是外表上——都十分難以克服。

富蘭克林（Franklin）被轉介來找我時已經六十多歲，為了對抗此症各式難以忍受的折磨，他試過一切治療手段，包括數次眼部手術，如今他只剩一眼尚有視力。幸好，這疾病並不會遺傳，但是似乎還是會在個別家族成員上出現。為此，許多貝塞特氏症的年輕患者根本不敢結婚，即使他們的愛人並沒有因為終身伴侶可能在嘴邊和生殖器長潰瘍而退避三舍。

在此之前，富蘭克林長期使用可體松療法，並服用免疫抑制的藥物環孢靈（cyclosporine）好長一段時間了，可是這些都不能讓他的病情受到控制。他並沒有和別的病人一樣走向另類療法，因為朋友中沒有誰曾經從別人推薦的各種祖傳祕方得到好處。

富蘭克林發展出一套很適合他的生活模式，不過我相信他應該更希望能與外在世界有多一點的互動。專利事務所助理的內勤工作很適合他，不過和兩名沒有罹患貝塞特氏症的待嫁妹妹住在一起就一點也不好。隨著退休的日子愈來愈近，他的眼界變得更寬，開始尋找各種有效的治療方法，只求不是民間療法或自然療法就好。最近他開始開發網路世界，可是誠如他所說，還是沒遇到什麼能讓他提起興趣的新東西。

有一天，他突然跑來辦公室找我，提出一個他在貝塞特氏症相關網站上看到的建議，大肆宣揚沙利竇邁（thalidomide）對他症狀的幫助。他要求試它一試，因為這是他之前從沒用過的方法，我也答應會盡量幫他。「好哇，太好了，醫生，」他再三和我確認。「我很清楚一九六〇年代有好多案例，是因為媽媽服用沙利竇邁當鎮靜劑所導致的嬰兒先天異常，我也曉得這玩意兒早就撤市下架，不過我們或許可以弄一些來試試。畢竟，我沒有懷孕。」

我下了些工夫查資料，很訝異地發現有些相當早期的研究指出這種藥可能真的有用，可是自從一九六〇年代發生許多悲劇後，此藥已被全面捨棄。由於這藥物未經食品藥物管理局許可，我和富蘭克林足足花了六個月的時間，跑完本院人體實驗委員會以及食品藥物管理局的繁瑣公文流程，才獲得批准。

接來發生的事就很有意思了。開始新療法的數週後，富蘭克林的潰瘍開始癒合，又過沒多久，他便能不再依賴類固醇，也擺脫了副作用。我在另外幾位病患身上試用沙利竇邁，每個人的情況都有改善，其中富蘭克林的反應最好。十年過去了，富蘭克林不再需要類固醇或其他藥物，而且其他醫學中心也有幾項研究證實，沙利竇邁在多個病患團體中都有相當的療效。

老年科醫生故事的後話

我認為現代化醫院的診斷和治療中樞是急診室。其他的一切都是由此向外發散出去的。急診室同時也是醫院的展示櫥窗，不僅對當地民眾或全世界展示這家醫院究竟有多少能耐，自己的工作人員也在看。如今，它的功能就像是最先進醫學的科學展示中心。

很諷刺地，有天我在寫前一章的時候，突然被送到美國東北部一家最忙碌且評價最高的醫院急診室。我被救護車送來是因為腹部疼痛，而且脫水的情況十分嚴重，走路搖搖晃晃，上樓梯要靠扶手支撐。待在這兒和待在其他急診室一樣，有很多時間可以胡思亂想，而我主要思索的問題是，這個地方和老年科醫生日常工作時那種平靜、不疾不徐的步調，真是天壤之別。在老年科醫生的世界裡，高科技要等到詳細評估病史和身體檢查之後，才會派上用場；急診室的哲學卻完全不同。

在急診室裡，我是由一位醫科學生和一名尚在接受住院訓練的醫生負責，此外還有一位主治的急診科醫生到我的床邊和我交談了好幾回。這三位迷人的年輕人非常親切，彬彬有禮，那些幹練的護士也一樣，他們對我不時提出的個人要求十分體恤。然而，他們處理我醫療需求的方式卻令人震驚。一位七十七歲的老頭說自己走路搖搖晃晃，但他們並沒有替他做神經學檢查。做腹部檢查時，只在我的左右下腹稍做扣診，即使我有直腸癌治療的病史，他們也沒做直腸檢查，判斷我沒有嚴重腹腔病變的主要依據來自電腦斷層掃描。眾人（包括檢驗報告）都認為我脫水得相當嚴重，因此我在回家前被注射了兩公升的生理食鹽水。

我不得不把黎恩·可雷（Liam Curray）替一個抱怨足踝痛的女人仔細檢查指甲的畫面，拿來和我的遭遇做對照。可雷因而得到一個救命的診斷，找出了病人尚可治癒的肺癌。我這麼說並不是要責怪那些年輕人，因為他們所受的訓練就是要在忙碌的急診室如此行事。不過，其實在門診時，他們差不多也是用這樣的方法在評估病患，即使那時有更多時間思考以及採取行動，還有很多前輩可以請教。這類醫療機械化的故事太多了，我只不過在上面多添一筆個人經驗。不過，我的確有點東西可以貢獻給大家，這貢獻和老年科醫生有關。老年科醫生把病患當作是細緻的古舊雕刻品，每個線條都可能帶有重要的含義，如果不仔細觀察就看不出來。唯有在瞭解病患社交狀況、生活型態、日常活動之類的事情後，他們才會謹慎地選用比較技術性的診斷工具。治療要針對這個人的全部生活，而不僅僅是針對那個讓病人來看醫生的問題。這是一對一的醫療，年輕一輩的老年科醫生也從前輩那學到同樣的做法。

醫生都很愛說最好的老師就是病人，但那也得讓每位病人都有機會指導才說得通。草率的身體檢查和病史詢問稱不上一段教學，制式化的治療也一樣。

這類教誨有很多其實是發生在進行身體理學檢查的時候，現今的醫生虛意敷衍等於自欺欺人。希波克拉底時代的醫生，早在大約西元前三百年就提出仔細視診和觸診的重要性。除了注意脈搏的質與量，其他像是皮膚腫脹的程度和色澤，頭髮的特性和分布，舌頭與口腔的外觀還有類似的問題，都該記錄下來，就連肝臟與脾臟的大小也要注意。

除了一些小修正，身體理學檢查幾乎始終保持原樣，直到十八世紀中葉義大利生理學家喬凡尼．摩伽涅（Giovanni Morgagni）指出，病人的症狀與死後的解剖發現有關聯。一七八九年的革命激起了新一波的求知精神，法國醫生利用以上發現發展出一套系統化的理學檢查方法，藉以預測解剖結果，這方法和醫療界至今仍在使用的做法差不多。這時期的發展在一八一九年達到最高峰，此時巴黎的勒內．雷奈克（René Laennec）出版了一本名為《論藉物聽診法》（*On Mediate Auscultation*）的傑出作品，他在這本小書中表示，若把他新發明的道具（也就是聽診器）放在聽者的耳朵與病患的胸膛之間（因此稱為藉物），可聽到各種聲音，這程序就叫作聽診。這個新工具讓醫生能夠用新的方法，在病人還活得好好的時候，觀察體內肺部還有心臟的病理變化。視診、觸診、扣診（敲打）以及聽診成為理學檢查的四大支柱，而且一直沿用至今。每一種診斷法顯然都可應用到胸腔以外的身體部位。

身體理學檢查不僅是一種診斷的方法，還有一個更細膩的作用——確切地說，它是醫生和病人建立關係的橋梁。醫者將手放在病患身上，讓兩個人以沒有威脅性的方式相互交流、彼此接觸。兩人的關係因此改變，而且往往變得更親近、更信任。如果急就章又沒誠意，傳達的是一種訊息；如果熱心又投入，傳達的則是另一種訊息。不管怎麼做，參與其中的雙邊都更瞭解對方，之後更可能在情感上拉近彼此。別的不提，起碼醫生能藉此傳達對病患的關懷之意。

不消說，謹慎的理學檢查還能在很多地方派上用場。諸如外觀、軟硬程度、紋路、臟器的尺寸形狀、抽搐以及聽診等等結果的發現，不僅有助於診斷病情，還能提供線索，找出其他適合的檢測，而不是依賴時下氾濫的大範圍亂槍打鳥法。我一直覺得很棒的是，一般腹部電腦斷層掃描呈現的陽性反應，有很多其實只需透過嫻熟的腹部檢查加上簡單的X光掃描就能判斷出來。這方法對胸部通常也適用。我當然不同意藉由避免必須的掃描和類似檢驗來節省開支，不過醫療支出的水漲船高，無疑是來自對身體理學檢查的忽視和低估。透過細心的病史詢問和理學檢查，正確診斷出盲腸炎的機會大約有九成；然而，現在要確定一位病患是否有盲腸炎症狀時，檢查中一定少不了電腦斷層掃描這一項。

沒錯，這就是我之所以這麼欽佩老年科醫生的原因之一。他們得到最終結論不單需要瞭解社交史這類的因素，從容不迫的理學檢查也絕對不能少。我還不曾見過哪位老年科醫生在工作時，沒把全副心思都放在這類事情上頭。

Chapter 14

The bronchoscopist's tale

支氣管鏡專家的故事

我的名字是布圖．阿杜那巴達耶（Botu Adunabadajo），不過這不重要，因為我要用化名的時候才會報上這名字。而且，這種化名你聽了不到一分鐘就會忘記，更增添其匿名性，也就有助於我隱藏身分。

另一方面，我從拉哥斯（Lagos）到倫敦所用的護照上寫的是瑞吉那．法斯渥茲（Reginald Farnsworth），這名字是我三歲時由一位心地善良的英國訪客替我取的。大家都希望我能當個外科醫生，而「瑞吉那」再加上「法斯渥茲」似乎比粗野的「布圖」能讓人接受。不過，無論如何，布圖可是各地區部落都在用的名字。

在我出生的小部落以及許多其他的地區性部落，布圖的意思是「左手中指一出生就被切去的人」，這特質在手術室裡還真幫不上忙。不過在我的社群裡，這類截肢是有用意的，表示這人是他所屬村莊的下一位或現任酋長。

最大的缺點，當然就是少了根中指很難有好的外科技巧。事實上，若不算食指和拇指，沒有中指比缺少其他手指的限制更大，而且鮮少有人能克服這個缺陷。相信我，在奈及利亞，我見過太多失敗的外科醫生，他們唯一的問題就是生為當地酋長的兒子。

所以我選擇放棄嘗試。可是，我一直對當外科醫生很著迷，擁有這樣雄心壯志的瘦高年輕黑人該怎麼辦呢？我決定當個支氣管鏡專家。

支氣管鏡的名字本身就說明了它的用途：這一根長長的鋼管（在一九六〇年代早期，也就是我故事的年代，還是不可彎曲的），由操作者放進病人嘴裡，穿過聲帶之間直直下到氣管，也就是空氣進到肺部的主要通道。氣管在胸腔上部分叉成兩條支氣管主幹，它們各自進一步分出更小的支氣管，就像樹枝一樣，一直分到最後就是被稱作細支氣管的更小枝椏，將空氣運抵肺泡。肺泡是包覆著微血管的超小氣囊，氧氣由此進入血液與血紅素結合，以便被傳送到身體各部位。

氣管分叉為兩個主幹支氣管的點，叫做隆凸（carina）。在拉丁文中，「carina」的意思是「船的龍骨」，而上述分界線的形狀正是如此，兩條支氣管以特定銳角分道揚鏢，一個往左，一個向右。想像你已把支氣管鏡伸進一位平躺病人的嘴，穿過聲帶往下進入氣管，在你正前方、龍骨形狀的構造，就是剛才講到的隆凸。你透過附掛的透鏡對著它瞧，如果你想要把一個細小的器材穿進這條或那條主幹支氣管或其分支，透鏡很容易移開。目前最常用的器材是組織切片夾，或是用來取病毒樣本的拭子。

在專家的操作下，支氣管鏡是個用途無可限量的器材。它讓醫生能直接看到某一邊的肺臟深處，取出可疑組織的切片還有病菌樣本。好的支氣管鏡專家是胸腔外科團隊的重要資產，做支氣管鏡檢查時常會見到他們，這是為了讓醫生清楚看見手術時要處理的病理部位。

現今的支氣管鏡是光纖做的，可以彎過來轉過去，探進各個角落，以及各種不規則與異常部位，大部分的外科醫生都能親自動手做。可是在一九六〇年代，胸腔外科醫生通常會有一位偏好的支氣管鏡專家，由他操作支氣管鏡並提出結果報告。這個外科醫生間的慣例有若干著名的例外，其中最厲害的是羅素・謝勒勛爵（Sir Russel Sellers），倫敦市中心密德哈默醫院（Middlehammer Hosptital）的胸腔科主任。謝勒的技術高超，歐洲和非洲各處都有人被轉介來找他做困難的支氣管鏡檢查（每當被問到怎麼操作這器材的時候，他最愛用的說法就是：「這全都是手腕的功夫，老兄。」）。

整個二次大戰奇襲期間，羅素勛爵都待在密德哈默醫院的地下室，用一個接一個的大體做支氣管鏡練習，而且還因此寫出一本從內部看肺臟結構的基礎教材：《支氣管各段的解剖》（*The Anatomy of the Bronchpulmonary Segments*）。所以，一九六〇年七月，我帶著護照還有瑞吉那・法斯渥茲這個名字到倫敦，預計花三個月的時間跟在大師身邊，用大腦（還有手腕）學習他所有的訣竅，學多少算多少。我從拉哥斯的醫學院畢業，然後到柏林的慈善醫院（Charité

Hospital）接受胸腔疾病專科訓練，對支氣管鏡檢查已經相當有經驗。羅素勛爵到慈善醫院來訪後，邀請我夏天時去他那裡三個月。這也是某個計畫的一部分，他希望藉此訓練一些非洲的醫生，讓他們回鄉後可以把學到的技術再教給別人。

故事場景設定完畢：二十九歲的奈及利亞部落酋長之子（缺了左手的中指）剛抵達倫敦，他要到世界級的專家跟前（實際上是在手邊或腕邊），學習支氣管鏡檢查的最高藝術。您接下來要讀到的故事，發生在我到胸腔科的第二個星期，謝勒將進行他最出名的支氣管鏡操作的消息，在醫院裡散布開來——他要從一位五歲小女孩的肺組織深處，取出一個小型的異物。一輛救護車在希斯洛機場待命，等待直布羅陀總督私人飛機的抵達；他的女兒在幫一個大橡膠海蛇玩具吹氣時，因為怕把充氣玩具的金屬蓋子弄丟而含在嘴裡，結果卻在最不妙的一刻用力地深吸一口氣。小小的古銅色臉頰費盡全力吹了又吹，一不小心，就在錯誤的瞬間吸了氣，把蓋子往下吸進聲帶和氣管，再由此被掃入左肺深處。

除了羅素勛爵以外，從小孩的肺裡把埋藏在底部的遠端異物取出，對任何人都是極度困難的任務。但這可是此人的專長，他告訴大家，只要擠得進手術室，就能親眼看他怎麼把這件事搞定。當然，他的特訓學員「瑞吉那」將隨侍在側。

我在手術室外不小心聽到羅素勛爵（五呎八吋一百五十磅的身形）仰著頭看希斯親王（壯碩、嚇人，臉色紅潤像極了漫畫人物布利姆上校），並向他保證沒什麼好擔心的。待麻醉劑注入後，他用安撫的語氣說實際的手術操作要不了十分鐘，只需找到蓋子，輕巧地用組織切片夾把它鉗住，帶到支氣管鏡裡拿出來。主任講得好像很簡單，不過，我們同一團隊的人都曉得這是相當具挑戰性的任務：至少，對主任以外的其他人來說很有挑戰性。

我滿懷期待興奮不已——可能比其他人都還興奮，因為我來倫敦就是為了見識這類手術——團隊成員聚集在羅素勛爵的手術室裡。麻醉藥劑很快地注入這金髮碧眼的漂亮小女孩體內，過程很順利。我站在羅素勛爵的身旁，好讓他一路告訴我他使用了什麼技法。用在這孩子身上的支氣管鏡很小，我從沒見過這麼小的支氣管鏡，而它狹窄的口徑更是讓我害怕。

主任把支氣管鏡一步步推往左肺組織的深處，不時還會停下來讓我觀察他的進展。突然間，找到東西了——蓋子閃閃發亮的頂端，埋在一個極細的支氣管分支管壁上。羅素勛爵以精湛的敏捷手法，把小兒科用的組織切片夾鉗滑入支氣管鏡中，直到他聽見金屬碰撞的聲音。他再度暫停，讓團隊的好幾個人看看那接觸點，因為接下來的操作都只能憑感覺。他用纖細的手腕巧妙地轉了轉，然後告訴大家現在蓋子已經從支氣管的內壁解下。當他用鉗齒牢牢抓住蓋子，並開始把夾鉗緩緩抽出時，我幾乎確定房間裡眾人鬆一口氣的讚嘆聲就連直布羅陀那麼遠的地方都聽得到。當他把整組東西都拉到支器管鏡裡的時候，又停頓了一下，讓我還有他的副手哈洛德·羅斯（Harold Ross）再看一眼。那真是個壯觀的景象：內視鏡、夾鉗，還有惱人的蓋子全都在氣管裡，準備好要從那孩子的口中取出。我看著他把切片鉗往上抽時，不知怎地，羅素勛爵原本緊扣的夾鉗鬆了一下，結果蓋子滑落，順著支氣管鏡噹啷一聲滾下去，碰到隆凸掉向另外一側。本來在左肺深處的異物，現在跑到右肺深處了。

屋內只有主任一人沒被嚇壞，他很高興地說：「呵呵，諸位，我又有機會再示範一次這個程序。就好像買一張票連看兩場電影，是吧？」

支氣管鏡再度放定位，夾鉗一路伸往右肺的深處，一次，兩次，試了一次又一次，全都無功而返，沒辦法找到那個蓋子。我們將照X光片的板子放到女孩的身體下照了一張X光，可是也不管用，一點幫助也沒有，因為X光片是平面的影像。密德漢默最有自信的外科醫生開始冒汗，這可不是一般的出汗，而是斗大黏膩的汗珠，我不僅看得到，還聞得到汗是由醫生的腋下流出來的。護士不停地幫他擦拭額頭，可是根本擦不乾。主任把器材交給哈洛德．羅斯，他試了幾下，但也沒啥好結果。

試了將近一個小時後，主任不得不面對那個非常辦法：若想取出蓋子，就必需做胸廓切開術，把小露奎莎（Lucretia）的右胸打開，用觸覺搜尋那個異物，然後切開肺組織把蓋子取出來。

那孩子被轉為右側在上的姿勢，然後用了幾乎一品脫的硫柳汞擦遍大半個小小身軀。

羅素勛爵透過一個小到不能再小的切口打開她的胸廓，接著用他蜘蛛腳般纖瘦細長的手指按捏肺臟組織，盲目地試著在X光片指示的位置搜尋那個異物。蓋子仍然下落不明。

切口還得再開更大一些，讓成人的手掌能伸進去，這表示得移去肋骨。唯有這麼做，才能找到那躲躲藏藏的獵物。在這步驟之後，為求降低對肺組織的傷害，拿掉蓋子的額外切除又再花了十五分鐘。也就是說，胸腔合起來後還得留根管子，抑制漏氣。

蓋子拿到手後，羅素勛爵把它往地上一摔，可能是出於憤怒，也可能是出於自責，或誰知道是什麼意思？他一把抓住我瘦弱的肩膀，將我釘到牆上，好像在教訓自己似的大聲說道：「好了，布圖（那一刻他才不記得什麼瑞吉那），你已經見識到**不該**怎麼做！媽的，也許現在我們每個人都會記得，手術百分之百完成前都不算結束！」他把我鬆開，示意羅斯把胸腔合上，走出手術室的雙向門，準備跟令人懼怕的直布羅陀總督傑佛瑞．希斯親王（Load Geoffrey Heath）提出解釋。小女孩專程飛到倫敦求助於鼎鼎大名的羅素．謝勒，他本應親手從她的左肺深處取出一個小異物，但究竟是發生了什麼事，結果讓她的右胸包裹在一大片敷料之中，而且還伸出一根塑膠管？

Chapter 15

The internist's tale

內科醫生的故事

西元二世紀偉大醫學專家蓋倫（Galen）對醫學的貢獻（及其謬誤），主宰了從他事業顛峰直到十六世紀之間的醫療，有些影響甚至更久。就算到了今日，我們的日常生活用語中還是有蓋倫式術語的蹤影（例如，我們會形容某人熱情、易怒、抑鬱，這些都是蓋倫的用字），還有一些出現在醫生的臨床術語中，他們可能不知道由舌尖不經意吐出的字詞源自何處。①

這位羅馬時代的偉大改革者為後世留下二十二卷巨冊，蓋倫在其中提出一項驚人的事實陳述，任何恰巧閱及的人一定無法忘記。事實上，那一小句話雖藏在他的作品堆中，但千百年來，知道這句話的醫生並沒有因其出處隱蔽而減少：「最成功的治療來自於人們最完全的信任。」

然而，這陳述一再不斷地被引用，大概不是因為蓋倫傳道的語氣——不論前輩晚輩，寫出意思相仿句子的人所在多有——比較可能是因為他是出了名的徹底實用主義者，對他來說，在當時被視為科學的基本原理是至高無上的，比醫生與病人之間的關係重要得多了。如此不帶感情的思想家居然費心思考這種感覺的事情，當時的人一定覺得很訝異，而且免不得會認為這句話別具意義。

雖說今天有許多穿著白袍的人把這句話推開，但它的重要性不曾消減。

當然，今日所謂「最成功的治療」是指醫生能快速無誤地指出，在什麼時機要如何運用最有條理的適當診察技巧，懂得向最棒的超級專家諮商討教，並以通常會用到超先進儀器治療。未來會見到更多這類人物。

然而在蓋倫的時代，科學知識才剛起步，就算遇上真正的疾病也不太能正確指認。即使到了二十世紀中葉，新生物醫學的浪潮也僅是起了個頭，還沒發揮最大實力，它經歷了好一段發展才有今日令人讚嘆的成就，每十年都有長足的進展。在這段期間，醫生不愁沒機會印證並利用蓋倫所提出的永恆事實。不過，二十世紀末二十一世紀初追求客觀化、以分子學為基礎、朝雙盲測試與統合分析發展的醫學，似乎認為古代醫者的建議是一個有趣（甚至奇特）但落伍的看法。今日的醫生很多都認為，對人親切很不錯，但也並非必要。

然而，病症超乎科學能力範圍的病患，總是不定期地出現在這幾百年間，甚至連最精於分子學基礎療法的醫生也無技可施。最讓人沮喪的是，直至本世紀亦然。對醫生來說，這些病患最令人苦惱的是，即便有了現代化的醫療器材，他們的疾病仍舊持續挑戰診斷，甚至訕笑每一種醫療嘗試。這種人永遠都不會消失。

①譯注：蓋倫把之前就流傳的「體液論」做一整理，在《論氣質》（*De temperamentis*）論文中將四種體液：血、黃膽汁、黑膽汁、黏液分別對應至四種性格：熱情（sanguine）、易怒（choleric 或 bilious）、抑鬱（melancholic）、懶散（phlegmatic）。

有些醫生從沒有遇過此類病患，他們是幸運兒。然而不少醫生在執業期間，總會碰上一、兩個病患身上帶著難以釐清的惱人現象，它們顛覆了我們最廣泛的經驗和極精密的科技，更別提各大醫院看似永無止盡的資源，以及即時和全球專家溝通討論的能力。這類病患幾乎都會死，有時卻連個確定的診斷都拿不到。

有好幾次，我參與解剖，對病患進行謹慎仔細的臟器、組織和體液成分探究，可是死亡仍拒絕透露它的祕密。我曾見過最博學的病理學家，和臨床醫生同樣困惑地走出實驗室。

遇上這種罕見的困境時，我都會和病人及家屬發展出一種特別的親近關係，尤其當臨床治療期愈延愈長，挫折隨著日子一天天增長時更是如此。這種與日俱增的親密感，避也避不掉。順帶一提，只有少數人會刻意迴避彷彿這麼做可以保護自己不受傷害。當我們努力地試過一套又一套的診斷與治療，想解決那不可解的難題時，自然會培養出緊密連繫，不論有沒有說出來都一樣。躺在白床單上的人對穿白袍的人產生移情作用，穿白袍的人也回應深刻的情感，這是沒經驗的菜鳥難以體會的。

這種情況雖令人害怕，但相互扶持的革命情誼亦由之而生，病患的家屬通常也參與其中。當病人的去世終止了這段關係（結局通常都是這樣），悲劇的強度也會被放大，就連護士、技師和曾經幫過忙的行政人員都會有所感受。平時的醫學成就在這種時候全無意義，因為讓你付出了所有努力的那個朋友，已離你遠去。

蓋倫那句話在本世紀的地位，在這種時刻似乎更是無足輕重，因為如果連治療的方法都沒有，那信任又有什麼價值呢？

我選擇以下故事做為我最難忘的病人，就是因為蓋倫的那句格言。哈洛德・伯恩斯坦（Harold Bernstein）是一位四十五歲的電子工程師，由大約二十哩外的小醫院轉診到坎特伯里，他的臨床病徵是一種叫無菌性髓膜炎（aseptic meningitis）的病，也就是脊髓周邊的組織發炎，這病症不管有沒有搭配藥物治療，通常都會自己痊癒。無菌性髓膜炎是沒有細菌參與的病症，通常由病毒引起，但也可能和別的微生物甚至是化學刺激物有關。一般來說，外顯的症狀包括了發燒、頭痛和頸部僵硬，這些哈洛德一樣也不缺。不過，他入院時做穿刺術取得的脊液，讓我懷疑這病別有蹊蹺，我開始搜尋他的不適還有什麼其他較少見的原因。搜尋突然變得很急迫，因為我這位新病患的病情在觀察期間顯然每況愈下，不論我或團隊裡的任何人，都不曾遇過出現在他身上的狀況。

身為坎特伯里傳染病部門的主任，我對於微生物造成的各種疾病有相當的認識，這些微生物的源頭神祕難解，曾被路易士·巴斯德（Louis Pasteur）形容為「極小生物的世界」。我的工作是和細菌、病毒、單細胞生物、真菌還有其他一切和微生物有關的東西打交道。我管轄的範圍從鏈球菌感染到孢子絲狀菌症，從芽囊原蟲到纖毛蟲，而對這病例尤其重要的是——從麻疹到髓膜炎。不過，哈洛德·伯恩斯坦做完脊椎穿刺不出幾分鐘，就發現我對他的病因一無所知。將近五個星期後，幾乎復原可以回家的那天，他知道我的診斷仍在最初那一小時原地踏步，完全不明白他為什麼能復原。此外，他和太太艾達（Etta）還曉得一些別的事情：我或我同事做的一切都沒有幫助，對病情的改善也毫無作用可言。他自然而然地，從某種未知的多面向駭人疾病中痊癒。但是，我內心有個想法，一個丟人現眼的自私想法，我認為蓋倫是對的：哈洛德能活下來的原因很簡單，因為他就是那種「最信任醫生的人」，這讓他的醫生不知怎的也能成功治癒病患。至少哈洛德是這麼說的，而我深信不疑。

每個醫生都曉得一句老生常談：有時候，我們最不成功的病患最心存感激。有時被我們從死神手裡搶回來的那些人，要不是因為我們先犯了某些善意但終究愚蠢的錯誤，也不會離鬼門關那麼近。在哈洛德的案例裡我並沒有出錯（至少我沒有發現任何錯誤），但我也不曾做過什麼幫助他戰勝病魔。在此期間，他大概有兩個星期幾乎就要撐不過去，而且還被以我為中心的無知氣息團團包圍。

我們做一堆複雜的生理和組織檢查，求助於一位又一位的專家，花費無數時間翻閱文獻，還和全球各地的醫生連絡，愈來愈明白自己並不曉得該去哪兒找答案，眼睜睜地看著病人持續惡化。我記得在最忙亂的頭幾天以及之後的日子，內科部門每一個專科的人都被我們諮詢過，我們甚至請教了幾位外科醫生，可是沒有人能提供有用的見解。哈洛德入院第二星期的尾聲，他因一種不尋常的肝炎而嚴重黃疸，肺的兩邊都有非典型的肺炎，心臟則出現稱之為心肌炎的發炎現象（原因不明），還有貧血、嚴重的肌肉疼痛以及其他折磨人的病痛，似乎不可能復原。

身為工程師又和建築師結婚，哈洛德習慣面對明確資訊以及實際數據是意料中的事。我每天至少要到他的病房一次，情況惡化時出入得更頻繁，而每一次都得告訴他們夫妻倆，我還沒得出一個全面的診斷，自他入院後什麼進展都沒有。我把手上有的所有資訊都告訴他們，絲毫不隱瞞。不知出自什麼原因，他們對醫生的作為一直保有全然的信任，即使一種又一種的抗生素或其他藥物未能如預期般發揮功效，而且每個可能的診斷都走入死胡同。我們再三地告訴哈洛德和（或）艾達，我們不太清楚目前的狀況，可是這兩個人卻始終沒有失去完全的信任，即使日復一日的無效治療下，哈洛德將一步步走向死亡已成了不爭的事實。當你的無能為力愈來愈明顯，病人還說他對你有信心，那話聽在耳裡真是極度的虛偽。

不出幾天，我們已變得好像一家人：哈洛德、艾達、我還有幾位提供協助的醫生。我們分享彼此的恐懼、疑惑以及一絲希望——但我們分享最多的要屬彼此的一無所知。如今回頭看去，可能是我們對彼此的完全坦誠，維持了信任的氛圍。我們毫無頭緒走一步算一步，這點每個人都心知肚明。事實上，除了信任（trust），我們沒有別的東西可以分享給彼此。伯恩斯坦夫婦用的是「信心」（confidence）這個字，而且幾乎每次交談時都這麼說。

緊接著登場的是蓋倫的格言——至少我是這麼認為的。哈洛德住院第三週之始，這位病重的先生不再惡化，原因不明。接下來好幾天都沒有變化。然後，有一天早上，我發現他有那麼一點好轉了。他的復原軌跡是我們未曾見過的，無法歸類就如同他逐日惡化的病情。只有一件事是確定的，我們為他做的任何治療都沒有效用。他會轉好，一切都是靠自己。這一點，他、艾達和我們都很清楚。我們諮詢過的每一個人（不論是當面或透過電子設備）也都清楚，不過沒有一個人能提出解釋。

病情持續改善，不到兩個星期，哈洛德已好得差不多，可以出院回家了。

在後續的回診中，這位之前病到快不行的病患，顯然已經一天好過一天，而我依然滿頭霧水。幾星期的慘烈醫院經歷中，最終只留下那塊過於錯綜複雜的記憶，還有我們三人平心靜氣地暢談自己的想法。每一次回診，哈洛德和艾達若沒一起說，也總有一人會重複那句一說再說的話：他們從來沒有失去對我的信心，雖然我曉得那是所託非人。

很多人讀到這一類故事，就會對哈洛德的痊癒提出各式各樣的解釋，但如果要說服我，他們還要提得出診斷。偏好超自然的人、往所謂「心理生理」（不管它是什麼意思）方面尋求解答的人，以及所有介於兩者之間的立場，都要給個診斷作為交代。

所有的醫生——就連否認其作用的那些——都試圖替他們的病患灌注信心。但只有少數醫生認為這個做法，有建立樂觀心態與塑造希望來源之外的意義。不過，的確仍有一些醫生認為信心是治療的重要輔助。面對哈洛德·伯恩斯坦，我所能給他的除了信心，再沒別的東西了。事實上，我根本不確定他這般信心從何而來。不過他的信心十分充足，而且他確信自己的快樂結局是拜信心所賜。時至今日，五年過去了，他的病症不曾復發。

內科醫生故事的後話

內科醫生的謙虛程度與他洋溢的醫學才華不相上下，所以他沒在故事裡提到，曾有一隻臂部被飢餓獅子抓傷而流血的小鹿，對他非常信賴。在坎特伯里的診間和病房觀察他這麼長一段時間（他比我年輕十五歲），他開給病患的每個處方中一定有信心這個成分，無論他自知與否；對此，我非常佩服。

我們這位內科醫生東尼．畢奧迪（Tony Biondi）是個頭小、膚色黝黑的人，不僅五官長得帥氣，舉止更是迷人。他是個外向的樂觀派，照顧的病患不可能不沾染上這氣息。我在臨床工作上通常也傾向積極樂觀，但面對生活時，態度就比較悲觀。如果我是東尼的病人，在痊癒回家前我將會是個樂觀的人。

這是一個關於某位醫生的故事，但我承認某種程度上，也描述了所有的醫生（除了那些最孤癖的醫生外）。一般的醫生確實或多或少都有某種激發病人信任的特質，而且他們若沒做什麼讓人特別反感的事，這份信任就不會被摧毀。在美國醫生協會一九三七年的年會上，休士頓醫生（Dr. W. S.

Houston）發表了一篇題為〈醫生本身做為治療媒介〉的演說，講的正是醫者權威的作用。休士頓選這個題目，是追隨約翰霍普金斯醫學院教授洛里·貝克（Lewellys Barker）的思路，後者在一九〇八年宣稱：「現代醫生開立處方藥的成效，大半是仰仗他們從醫學訓練而來的，喚起信任與鼓動權威觀念的能力。」

沒有人曉得想法（有意識或無意識的）對身體回應疾病的作用；舉例來說，沒人曉得安慰劑效應（placebo effect）的真正道理是什麼。一個由許多著名機構合作的跨領域研究團隊，已探討這類問題逾數十載，他們替該領域取名為「心理神經免疫學」（psychoneuroimmunology），提出生活事件、疾病和復原之間關聯的證據，藉以支持整套互動理論。許多醫生都能講出一些奇聞軼事來背書，我自己也有一些，包含那些涉及特定個人的部分。

不過，在此我最感興趣的是東尼·畢奧迪本人，以及他對病因無法診斷且看似無藥可醫的哈洛德·伯恩斯坦有什麼影響。為了評論他們的關係——我認為不僅是簡單的信任和信心——我向比蓋倫早五百年、第一位論及此事的醫生搬救兵。我說的正是希波克拉底，或某位假借可敬「醫學之父」的名字寫作的同時代人，他是這麼說的：「有些病人雖然曉得自己的病情很不樂觀，卻只因領受了醫生的好意便回復健康。」

不管哈洛德的診斷是什麼，或者根本沒有診斷，我永遠都相信他能痊癒是因為領受了醫生的好意：不是休士頓和貝克曾說過的、傳說中的醫生權威，也不是謙遜的畢奧迪所坦承的信任與信心，而是希波克拉底指出的特質，即東尼・畢奧迪簡單、純粹的好意。

Chapter 16

The surgeon's second tale

外科醫生的第二個故事

本書以一個年輕男子謎樣的病情開場。現在我要講的故事，也是關於一個橫隔膜受到襲擊的年輕男子，他和第一個故事的主角年紀相仿，可是卻有截然不同的人生際遇。

你可能還記得，吉米．泰森出自當地的貧民區，如果他有家人的話，我們也一個都沒見過；奧斯汀．卡路瑟斯（Austin Carruthers）來自密西根州格洛斯波因（Grosse Point），是一位喬特校友①，有一個歡樂充滿愛的家庭，兄弟姊妹剛好是男女各半，而他是最受寵愛的老么。除了街頭打鬥，吉米沒有從事什麼運動；奧斯汀則是坎特伯里足球隊的傑出球員，除此之外，也是相當不錯的業餘拳擊手。我在醫院擁擠的五人病房見到吉米；我和奧斯汀見面的地點，則是坎特伯里學校醫務室寬大舒適的改裝病房。吉米的胸腔至少有四分之一是糞便般的膿液；奧斯汀的腹腔則飽藏全美最高貴的血統。

奧斯汀的故事要從一九六五年，某個怡人春日的下午五點左右談起，那時我從市區辦公室繞來坎特伯里的學生醫務室，幫一位大一新生做術後訪視，我在大約五天前幫他把盲腸切除了。然後，我要回醫院去進行夜間巡房。正當我要在病歷表下筆記錄他良好的復原狀況時，有個護士請我去看看一位剛來醫務室，自我診斷為左肩脫臼的大二生。我自覺不適合對骨科的問題說太多，便採取保留的態度，並向那位護士保證，一個小時之內一定會有某位骨科醫生進來，而他的見解絕對比我的值得參考。可是她很堅持，她說就這種創傷而言，那小子痛得很不尋常，而且她覺得病人應該馬上施打一劑止痛針。

你可以理解，我是多麼不情願地踏進那小子所在的角落大邊間。我看到他筆直地坐在床上時有點驚訝，他的右手用盡全力緊緊抓住左肩。端正的坐姿，強烈的疼痛，還有緊抓的錯誤位置，似乎頗不尋常，這點連我都看得出來。我問他，怎知是肩膀脫臼，他一邊呻吟一邊告訴我，這疼痛讓他想起高中時期脫臼的感受，雖然這次疼痛強烈得多。可是，為什麼要正襟危坐呢？「因為，」他幾乎是上氣不接下氣地說：「躺下的時候，反而痛得無法忍受。」我要他講看看是怎麼受傷的，他只記得被撞倒，從左邊胸廓著地，並不記得肩膀有撞到地面或被踢到。

外科醫生在想到骨頭之前會先想到內臟，我立刻採取行動，抓起他的床邊電話打給坎特伯里醫院的手術室，要護士長準備一間空房好進行緊急的脾切除術——把整個脾臟拿掉。

在這之前，這小子的臉色還很正常，但現在已白得像張床單。我坐在他床

①譯注：喬特預校（Choate Rosemary Hall）的校友會自稱是喬特人，這所位於康乃狄克州瓦稜福（Wallingford）的著名私立寄宿學校，是以升大學為目標的預備學校。

邊，安慰他只要出血的脾臟被拿掉就沒事了，還稍微講了一下人體構造。這大概是我教過最短的一堂課，我告訴他脾臟的頂端位在橫隔膜的左葉底部，那個區域的任何發炎都會同時影響這兩個構造。我用胚胎學的發展向他解釋，通往橫隔膜的神經（由脊椎的第三、四以及第五節發出）也傳送由肩膀頂端傳來的感覺，因為它們有共同的胚胎來源。因此，若橫隔膜受刺激，感覺起來常會像是由肩膀傳來的疼痛。我對他說：「奧斯汀，你摔倒在地的時候，脾臟最上端裂開了。血液蓄積成為所謂的血腫，往上推擠橫隔膜。脾臟現在的出血可能十分緩慢，但我們並不曉得滲漏的速度會不會加快或什麼時候會加快。」

此時，奧斯汀有位室友剛好來探望，我們合力把他運到樓下，然後讓他直挺挺地坐進我車子的後座，雙腳盡可能往前伸直。採取這種姿式，他的胰臟會受地心引力吸引而下沉，恰巧足以稍稍減緩疼痛。

我們在急診室停了一下快速地登記入院，然後奧斯汀就直接被送進手術室。我利用時間打電話到格洛斯波因，向奧斯汀的母親解釋目前的情況。她同意進行手術，還說卡路瑟斯先生和她三個小時之後就會趕到坎特伯里。我對她們的快速感到震驚，她告訴我，她先生是汎美航空的資深副總，馬上就可以安排一架公司專機。

我豪邁地切開奧斯汀的肚子，就在胸廓的下緣。一切正如我所預料，破裂的脾臟上方有一塊十公分的出血腫塊，緊緊壓迫著上方的橫隔膜。切除這個出血器官的過程沒有出現什麼特別的問題。晚上八點，奧斯汀已經躺在恢復室了。一個小時後他的父母便趕到了。

奧斯汀的術後進展十分順利，七天後，泛美航空的小噴射機來到本地的機場，在他重返學校前把他載回家休息幾個星期。詹姆斯．卡路瑟斯一再和我握手致意，似乎有上百次那麼多，最後握手道別時，他又再一次感謝我救了他兒子的命。我不算什麼謙謙君子，可是我告訴他——就像我之前告訴他的一樣——訓練和運氣往往贏過聰明的頭腦，不過，他還有最後一個答謝的方式。

「醫生，請把我記住。我是泛美航空公司的資深副總，如果我或我們公司能為您做點什麼，千萬別客氣。」

我回答他：「其實，八月的時候我要帶老婆孩子去倫敦拜訪親戚，這你能幫我嗎？」

「當然沒問題，醫生。只要在七月初的時候和我連絡，我一接到你的消息就會把所有事情安排妥當。」

此時奧斯汀已經上了飛機，所以卡路瑟斯先生把他的名片塞進我手中，然後也跳上機。艙門關閉前他大聲道別：「別了，再次感謝您！」接著專機就往跑道那端加速起飛。

我照著他的指示做。七月初，我寫信給詹姆斯．卡路瑟斯，提醒他我要去倫敦的計畫。他說到做到。四天後，我從他那收到一個厚厚的信封袋。我差不多有四十年沒再看過那封信，但幾乎可以一字不漏地背出上頭所寫兩小段當中的第二段：

卡路瑟斯先生希望您沒有忘記他，而且很感謝您對他兒子的照顧。隨信附上泛美航空的旅遊手冊，幫助您安排行程。他衷心希望您有個愉快的旅程。

謹上

琳達・崔維絲

詹姆斯・卡路瑟斯先生的祕書

Chapter 17

The nephrologist's tale

腎臟科醫生的故事

我已五十五歲，剛好老到還記得入學審查委員會拒絕女性申請人進醫學院的種種慣用藉口（以及謊言）。首先，當然是那個老掉牙的講法，說我們會在畢業前結婚，而這很可能導致雙重的危機：「我們不但會失去女學生，還失去原本要收進來的男學生。」接下來則是了無新意的：「我們讓她入學，她會選擇小兒科這種簡單的專科訓練。然後，她就懷了第一個小孩，接著徹底退出醫學界。」

當然還有女人被認為體力比較差，無法承受完成住院醫生訓練所需的長時間奮鬥，而且欠缺男性對手所展現的精湛手藝。我曾好幾次被直截了當地批評，說我似乎必須花費比身旁男同學更多時間才練熟某些特定技術，浪費指導講師不少的時間。不過我總認為，醫學界是一群老男孩的專屬場合，而且和想做相同工作的女孩相比，隨便一個男孩都被認為聰明得多。

譬如說，一八五〇年，美國當時最傑出的婦科泰斗查爾斯．德．路契那．麥格斯（Charles de Lucena Meigs）在一本教科書的章節中，進行對於男人比女人更適合某些行業的差異比較，我都不曉得讀了之後是要覺可笑，還是大發雷霆。他提到頭蓋骨大小的性別差異時，如此寫道：「女生的腦袋恰好小得裝不下才智，卻足夠盛裝愛情。」在當時顯然未曾遭到反對。我對醫學史所知甚淺，從未看過有誰對那無稽之談發表意見，表面講頭顱容積，實際上扯的是智力，這書在當時可是標準參考書呢。身為一九七〇年代的醫科學生，我總懷疑自己被認為聰明才智不及同班男生。那可能僅是我個人偏執妄想，但我確定在我之前幾個世代（至少直到二十世紀中葉）的女醫生，有不少人可以證實以上說法，她們所受的對待就像麥格斯仍在世一般，而他的見解是金科玉律。

關於所有反對女性當醫生的指控中，有一項說我們女人面對病患的不幸與悲劇時太愛哭，這點我絕對是個大例外。當然，我討厭這種誹謗之詞，很可能只是由於「女人太愛狡辯了」①，畢竟我的確是愛哭鬼之一。可是，有些男同事比我還容易落淚，我和他們之間最大的差別在於我很能忍。或許是對感情用事派的指責太過敏感，我用超人般的毅力自己練成一套絕技，我稱之為「延遲流淚」。這意思是說，我已學會在安全地抵達車內之前，不讓悲傷流洩。

當腎臟科醫生這些年來（這也是據說對我們女人而言太過勞累的專科之一），只有一次讓病患或家屬看到我哭。那次的情況實在太過特殊，所以當我被要求描述最難忘的病人時，馬上就想到他。

盧．利佐（Rou Rizzo）的死害我忍不住哭了出來，因為我為他治療的十

①編按：the lady doth protest too much。引用莎士比亞名著《哈姆雷特》的臺詞。

五年間，曾和他一起經歷過一個又一個讓人寒毛直立的醫學大探險；因為他不曾有過接近正常生活的一點點機會；因為他面對持續而長期的死亡恐懼，展現出我所見過的最佳勇氣；因為他難搞的個性害他成為不討喜的病患，而這特質漸漸變得可愛；因為最困難的病人，通常也是我們感覺最為親近的人；因為在盧過世之前，我和他的母親已經變得很要好。當她瞭解兒子已不在人世時，發出了一聲響亮的慟哭，而我忍不住想分擔她的痛苦。

盧的故事，是關於一個人被迫承受無盡病痛包袱的故事。直到四十二歲去世前，他已得過太多病，接受過無數診斷檢查，做過大大小小的各式手術，有過太多情緒創傷，一生中能不憂心或不疼痛的時間少之又少。他生來就是第一型的糖尿病患者。病況十分嚴重的他，在年紀還很小的時候就出現腎衰竭。十七歲時，不得不接受姊姊的腎臟移植。幾年之後，胰臟移植的奇蹟讓他的生活徹底改觀——說他的人生變彩色了一點也不為過，他覺得自己總算有機會能過得像其他年輕人一樣。

這希望持續到新移植來的胰臟開始失靈前，總共七年；它不再能製造充分的荷爾蒙，滿足盧的代謝需求。在此之前，他的病情已穩定下來，所以他的醫療照顧已在兩年前由一群一般醫生接手。不管他們多麼努力地嘗試都無法有效控制他的胰島素，於是他又被轉回坎特伯里，由我們的團隊嘗試穩定病情。

無疑地，像盧這樣的病例是很好的教學題材，有天早上他被帶去參加在大階梯教室舉行的醫科總查房教學。照慣例，最前面幾排坐滿了資深的教職人員，接著幾排是中階的，依此順序層層類推，最後面的實習醫生和醫科學生幾乎要頂到天花板了。這次總查房教學要討論的是胰臟移植的優缺點，與會的有代謝科主任喬許．戴維斯（Josh Davis），器官移植中心主任文斯．費南德茲（Vince Fernandes），兩人針對此議題的正反兩面提出精闢論證，提供聽眾許多關於其適應症和禁忌症的豐富情報。

依總查房教學的慣例，接下來會請病人進場。在此之前，盧所躺的輪床停在隔壁的走道上，由一位實習護士陪著他。由於沒有得到適當的指示，女孩把輪床推得太靠近入口，結果盧每個字都聽得一清二楚，這絕非任何討論會參與者的本意。雖然視網膜的疾病——糖尿病視網膜病變——大大地削弱了他的視力，這情況在長年受此慢性疾病折磨的病人身上很常見，但是當他被推進會議廳時，有些驚訝的臉部表情顯示他沒想到講堂裡會有這麼多人。盧緩緩地將頭由一側轉至另一側，好像一隻巨大的烏龜在掃視整個會場，然後相當溫馴地（以盧．利佐的標準來看）要求講幾句話。

在這類討論會中，病人除了回答對他提出的問題，通常不會對觀眾們講話，所以在戴維斯還在猶豫要不要答應之前，有一陣子的無聲期待。任何曾經和盧接觸過的人都知道，猶豫是有必要的：他可不是什麼怕生害羞的小花朵。他的要求很多、愛出意見、固執、講話大聲，而且如果他的要求被拒絕，就會表現出他那套獨特的憤恨受挫。現場有這麼多人，其中還有許多有影響力的人，天知道他要用這機會講些什麼？兩位專家都同意不該再嘗試另一次的胰臟移植，因為這種手術的失敗率極高，而且對病人也非常危險。兩位專家和大講堂裡的每個人，都不知道他已聽見大家所下的這些結論。盧早就成為臨床的糖尿病專家，除了艱澀的生物化學現象，他幾乎都瞭解得很透徹。

因為長期的神經學效應（統稱為糖尿病神經病變），盧有中等程度的行為不便，不能自己從輪床上坐起身來，可他毫不猶豫地吩咐戴維斯和費南德茲扶他坐起來。一雙糾結醜陋的腳垂掛在床邊，在場每個人都看得到那扭曲、增厚的指甲，以及多處小範圍的皮膚潰瘍，全是慢性糖尿病的不良循環所導致的。兩位教授把他弄挺，一人一邊在背後確保病人維持平衡，並撐住他的背。這樣站，盧根本看不到他們，但他也不是打算對這兩位專家發表意見，他的對象是齊聚在這半圓形講堂的教學人員和學生。這些人原本是來聽一位不知名第一型糖尿病患的長期治療效果，該名患者先前移植的胰臟已失去功能。

先前的討論中，每個發表意見的人都同意不應再做第二次移植。胰島素的控制會變得很困難；病人自作主張的事例，以及難以預期的治療配合度讓問題更為棘手；接下來數年會出現許多併發症，必需長期住院。盧之前曾出席比較小型的討論會，這些他全都聽過了，但從來沒有多說什麼，頂多只是偶爾吐吐苦水。抱怨醫生或護士的照顧；抱怨電梯太窄；抱怨在照X光時等得太久；或這或那，諸如此類的，最後演變成咒罵他長期以來各種不舒服的長篇大論。

但是盧．利佐突然發現，此刻的這間會議室，是他改造某些深具影響力人士的機會。他用大家不習慣的輕柔語氣開場，全場的聽眾都從座椅上往前傾，免得聽漏了什麼。盧的音量愈來愈大，柔和的語調也變得高昂，然而沒有一位聽眾鬆懈，他已徹底地抓住每個人的注意力，彷彿偉大的莎劇演員在表演獨角戲，述說糖尿病患者身心備受折磨的一生。

盧講的是每天無時無刻的折磨，你根本不可能習慣的折磨。教學人員和學生中肯定也有一些糖尿病患者，但那與他每天所經歷的苦痛完全無從比擬——移植胰臟運作良好的那短短七年除外。他說得很明白，他的生活中沒有一件事和普通人一樣，他母親的生活也是如此；母親幾乎把眼睛睜開的每一刻，都用來維持他不堪一擊的病情。所有的事情都變了樣，本該有的人性尊嚴，全都失去了。

雖然（或許應該說因為）我認識盧已經十年了——知道他不幸生命的每一次撲倒，每一個擦傷——我費盡每一分一毫「延遲哭泣」的能力，才能勉強自持，沒有在第一排其他教授的中間崩潰大哭。我的右手邊是吉米·艾利歐波理斯（Jimmy Eliopolis），左手邊是瑞克·休斯（Rick Hughes），我轉也不用轉就知道他們已開始低聲啜泣。年輕同仁和學生所在的最高那幾排，傳來幾乎聽不著的嗚咽。盧並不是想要尋求這種情感的回應，他從不和多愁善感打交道，對自己對別人都一樣。他唯一的目的是讓聽眾知道，他這型糖尿病患過的是怎樣的生活。在這特別的時刻發表這場即興演講，讓這場熱切的學術討論會，搖身一變成為毀人一生疾病的實境第一手體驗。

費南德茲試著用剛毅的眼神盯著前方，但下巴微微顫抖，他聽到的這些東西似乎讓他痛苦得受不了，想要張口大吼卻必須忍住。戴維斯保持自制的方法，是把眼神固定在房間的最高處，我想大概是最上層醫科學生的頭頂上方吧。當盧要求再嘗試一次胰臟移植的時候，就算是托爾克馬達②都會不忍拒絕。盧的視網膜病變使他連坐第一排的我們都看不清楚，可是卻讓階梯教室裡的每個人，都感覺他正直直地看進自己的眼裡。

②編按：Torquemad，西班牙宗教裁判所第一任所長，以殘酷鎮壓異教徒聞名。

盧的請求以極簡單的幾句話做結，字字切中要點：「你們無法想像我這種人過的是什麼樣的日子。而我只求過得和你們一樣。」費南德茲和戴維斯將他放倒為仰臥的姿式，接著，那位滿臉熱淚、鼻涕流到漿得筆挺的藍色制服領口的年輕實習護士把盧推出會議廳送回病房。

坎特伯里從沒有病人做過第二次的胰臟移植，不過費南德茲毫不猶豫地為盧動手術。但是，他和團隊忽略了一件事，一件比手術技巧更會影響移植體年限的事，講明白就是盧的年紀大了，而且比過去更不肯配合藥物療程。那顆胰臟在三年後產生排斥，其實這也有跡可循，因為盧並沒有安分地服用免疫抑制藥物。雖然他否認有這種事，但證據確鑿很難假裝沒這回事。他接受抗淋巴球球蛋白的治療，這蛋白質會殺死一種叫淋巴球的白血球，排斥就是這種白血球造成的。球蛋白導致血清性病症，其特徵是關節炎和嚴重的全身疼痛，對盧愈來愈沉重的身體負擔增添了新的包袱。我們曾設法把那顆胰臟救回來，但是藥物中必須追加胰島素這項，盧再一次陷入困境。

與此同時，我的學術方向逐漸調整，開始更投入教學而比較沒時間照顧臨床的病人。盧轉由一位移植外科醫生負責，不知為何，比起之前的醫生，他不太能掌握盧的藥物治療，雖然盧自己製造的麻煩也不小。差不多就在這個時候，一位新的移植外科醫生接手，他和這位難搞的病患第一次見面，是盧因為胸痛而被送到急診室。那時，盧的糖尿病已造成冠狀動脈疾病，他也有接受藥物治療。不過，顯然他對心臟藥和其他藥都一樣愛吃不吃，醫生為此把他罵了一頓，結果老大不爽的盧便自行離開急診室。一個星期之後，他衝進醫院主管的辦公室，抱怨受到不良的醫療照顧。

盧的各式病症此時已是每況愈下。二十五年前姊姊捐給他的腎臟壞了；他患有慢性充血性心臟病，正在接受執行心臟移植的評估；安排第二次腎臟移植期間他需要去做透析，可是他拒絕配合。這堆事情同時進行之際，他遭受出血性腦中風。雖然被救活了，卻失去腦幹功能，被轉往神經科加護病房，他的母親同意隔天下午把呼吸器關掉。

我到神經科加護病房去陪利佐女士直到最後那一刻。因為這些年來我們共同相處好些時光，就像老朋友一樣，所以護士把呼吸器拿掉後，便留我們跟盧單獨相處。心電圖還在跳的時候就把呼吸器關掉，這場景不管見過多少次，我依舊不能適應。人造的呼吸終止了，但心臟繼續跳動至少一分鐘，看起來好像永遠不會停下來，直到心跳變成雜亂沒有規則的韻律，然後歸於沉寂。

艾達・利佐（Ida Rizzo）一直盯著心電圖看，直到波型停止的那百萬分之一秒，她曉得她的兒子真的死了。就是這時，她發出那聲響亮的慟哭。我將她緊緊抱在懷中，不停在想我稱為「延遲流淚」的虛假名堂，這時就該放聲哭出來，我也確實這麼做了——以剛失去一位好朋友的女性心情，毫不壓抑地大哭一場。

腎臟科醫生故事的後話

我上次看到坎特伯里醫學院的高年級註冊名單，是在差不多一年前。從數字看來，至少和這十五年來都沒有太大差別，只有百分之幾的變動，幾乎是男女各半，女性還稍占優勢。現在如果女生中途退學（發生的百分率和男生相同），是要在實驗室花一年或更久時間做研究；有些人會請產假，不過最後都會回到她們的專業領域。一般來說，女生所選的專業領域與男生所選的，並看不出什麼體力或智力的嚴重落差。沒有任何紀錄記載某一性別相對於另一性別的流淚次數。

我們可以說拒絕女性進入醫學院就讀的傳統理由，已被證實並無有效性，至少，對目前這個世代來說是如此。住院醫生訓練以及醫學的學術生涯競爭，也沒有表現差異。

無從得知一個世紀前是否也是如此，不過，如今有一點已相當清楚：若申請人的數量以及大學生素質沒變，男生和女生不論是成為醫學院學生或是醫生，都可以有優良表現。許多歷史觀察家恐怕很快會發表意見說，一直以來應該都是這樣。

一八八九年有四位年輕女性一起募得足夠經費，讓約翰霍普金斯醫學院能夠開張招生，她們一定也早就預見這個情形。故事要由一八七四年開始說起，這位巴爾的摩富商暨銀行家的遺囑吩咐從資產取出七百萬美金，分成兩半分別設立大學和醫院。遺囑中還交代，醫院必須是大學醫學院的一部分。霍普金斯立下了先例，後來美國的醫學院都存在大學的環境中，而且還和教學醫院整合在一起。

醫院在一八八九年五月開始營運，可是醫學院的落成卻因經費嚴重短少而延遲了。霍普金斯先生生前投資一百五十萬美元在B&O鐵路公司的普通股，然而新的聯邦法規大砍這項投資的市值，使得新成立的大學還有五十萬美元的缺口。四名年輕女性——全是大學理事的女兒——組成一個委員會承諾負責募足經費，不過這是有條件的，其中包括男女生的入學審核標準要一致，以及入選標準要設得很高。這些都是革命性的想法，理事們強烈反對，可是並不管用。經費總算湊齊了。醫學院在一八九三年十月正式開班授課，學生群由十五位男生和三位女生組成，全都符合史上最嚴苛的醫科學生入學標準。

二十世紀的前三分之一，美國的醫學院紛紛依循霍普金斯的模式成立，也都採用極高的入學標準，但很遺憾地，對於以相同基礎平等招收男女學生入學完全不感興趣。這也是二十世紀中葉坎特伯里和大部分其他學校的普遍情形，當時我正在坎特伯里唸書，我們一共有七十六個男生和四個女生。這情況又維持了二十年，但當變化來臨的時候，一切都發生的又快又急。原因多得數不清，其中最重要的推力是女權運動，這是從七〇年代開始凝聚的力量。當醫療勞動力包含了一定數量的女性醫生後，很快地，過去的謠言在真理面前已站不住腳，所以梅根．麥肯奈利（Megan McNally）才能夠和我們分享這個故事，字裡行間再再顯示一個隱藏的事實，盧．利佐才不在意他的醫生是男或女，他只在意自己能不能得到最傑出、最有同理心的腎臟科醫生的照顧——答案絕對是肯定的。

Chapter 18

The neurologist's tale

神經科醫生的兩個故事

當說書人要我說一個最難忘病人的故事時，一時間許多往事湧上心頭，我挑選故事的決定可能比其他專科醫生都難。同樣的病症不管見過多少次，表現在不同病人的身上，似乎都是獨一無二的樣貌。

神經系統就和心靈一樣，無所不在。任何神經系統觸動的展現，都會被傳送到人體主管思考和行動的每個小區塊，讓我們不至於停擺。而主管思考和行動的部分又用自己的訊息回應，所以神經和心理疾病對人的影響是無所不包的，而且方式往往讓人束手無策。病患會去適應，而正是這適應能力讓我們看到人和人之間的極大差異。

我挑了兩個簡短的故事來講，因為它們讓我心情為之振奮，希望讀者也能有相同感受。兩個故事都談到神經學家每天要面對的那種悲劇，但也都談到適應能力，其中的人性光輝會讓人產生共鳴，即使能夠「比照辦理」的人少之又少。

四十一歲的珍妮絲．卡本特（Janice Carpenter）是洛杉磯市的圖書館員，從來不熱衷運動，也從不曾結婚，她的理由是，因為「我不曉得要和男人聊些什麼」。當珍妮絲的健保醫生把她送來給我時，上述的一切不再像是一則笑話，醫生開始擔心她漸趨貧弱的肌力可能是脊椎運動神經病變的前兆，也就是那些傳送訊息以觸發自主動作的細胞出了問題。我對她症狀的檢查證實了那位醫生最不樂見的疑慮。珍妮絲被診斷出肌萎縮性側索硬化症（amyotrophic lateral sclerosis），即所謂的盧蓋瑞氏症（Lou Gehrig's disease）。這是因為著名的洋基隊棒球選手盧蓋瑞也是患者之一，他的個案讓該病症首度受到大眾的關切。

珍妮絲試圖對此一笑置之，但她對這疾病知之甚詳，不可能就這樣滿不在乎。事實上，她十分清楚接下來三到五年自己要面對的是什麼，由於神經退化無情地進展，此症患者剩餘的壽命通常只有這麼多。不知是幸還是不幸，她的餘生有一般患者的兩倍長，南加州當地大學附設醫院的長期神經科病房無微不至的細心照料可能延長了她的壽命。我前往坎特伯里擔任新職時，珍妮絲已在那病房住了十年。後來，我聽說她在隔年辭世。

在加州醫院的最後一年，我總會帶一群來本單位實習的醫科四年級生去拜訪她。神經科的住院醫生曾對我說，光是待在她的病房進行他們所謂的「談話」，都是這些年輕醫生不該錯過的人性體驗，根據我個人的每日觀察，我也認為此言不假。在安排學生來訪前，我曾和珍妮絲談過，她不僅欣然同意，還表示有個訊息想傳達給學生們。

那時的珍妮絲因每個關節的屈曲肌攣縮而四肢麻痺，因此她在病床上真正占據的空間，只有一小塊。她不能說話，因為臉部肌肉已麻痺，而且被一條直接通往胃部的插管餵食。事實上，她唯一能用的運動單位是右側的額肌

（frontalis），即前額的肌肉。有位工程師在那肌肉上裝了連接線路，可透過類似摩斯電碼的方式和床邊的電腦連線。

每回珍妮絲的床被推進會議室，我就會請問在場學生，如果他們身處這個病人的狀況，還想不想繼續活下去（當然，這麼問是經過她的同意）。在任何人能夠回答之前，我會先請一位學生拿這問題直接請教珍妮絲，問她如此被維持生命日復一日地過下去，是什麼感覺。每次她給的答案都一模一樣，光是回答這個問題就極為費力，似乎要耗去無窮盡的時間，可是在這段時間內，我還不曾見過有哪個學生把眼睛從電腦螢幕上移開。珍妮的回答是這樣的：

> 我的生命可能看似失去人性而且退化如嬰兒一般，這些都是事實。但是，我的床邊有一扇窗戶，每天早晨我看著太陽升起，聽著小鳥歌唱。對我來說，那是個恩賜。這就是我的答案，是的，我想活下去。

＊＊＊

第二個故事的性質完全不同，事實上，把它加進來是為了自己。我有個頭銜是神經科學與再造研究中心主任。近年來神經可以再造的想法，讓很多科學家的美夢更具吸引力，尤其分化幹細胞的想法似乎更接近現實了。在不久之前，人們談新神經元或新神經纖維的出現，充其量是使用「妄想」一詞的好機會，到今日，樂觀的態度已有幹細胞研究做基礎，不過才一眨眼的時間。事實就是如此。不過現在這個故事，講的完全是另一類型的再生。也可以說，這故事中的病狀再造了辭世愛人的影像，而且正因身體有毛病才會出現這樣的影像。

凱特．穆勒與華特．穆勒（Kate and Walter Meuller）在聯合服務組織（USO）為韓戰歸國戰士舉辦的派對上認識。這兩人都很內向，而且都是在朋友的慫恿下出席的。那天他們之所以交談，是因為包括他們在內的八、九個年輕人聚在一起，講些關於無趣工作的笑話（有些並不太好笑）。凱特說，她一定破了AT&T的一無所成紀錄，她在那當了四年的速記員，完全看不見升遷的機會。華特覺得這很有趣，因為這和他在野戰炮兵隊的情況相仿。事實上，聚會的當天正巧是他升上一等兵的四週年紀念日，他推測自己大概會一直掛著這兵階直到退伍。

華特從軍中退伍是六個月後的事，那時凱特和他已經訂婚了。他們不為任何特別理由就開始約會，一陣子後，他們認為如果兩個人都很想一直在一起，應該就是相愛了吧。這兩個人在一年內結婚，接下來的日子就和當初相遇、戀愛一樣簡單，從不需計畫：沒有大成就也不曾摔大跤；兩個孩子，一男一女；有間在緬因州波特蘭郊區的小房子，就是他們初次相遇的那個城鎮；一般程度的收入，一般程度的負債；還有所有一般中產階級生活會遇上的點點滴滴。丈夫是一間百貨公司的樓層經理，而妻子是一位妻子兼母親。兒子喬治成為野戰炮兵下士，二十歲時由越南回國，開始製圖員的職業生涯。女兒珍嫁給一位在USO派對認識的年輕人，那種該為她的出生負責的USO派對。她和凱特一樣，成為一位妻子兼母親。我想傳達的是，他們是一對平凡到不行的普通夫妻，幾乎可視為某一類型美國夢的縮影，在我們所定義的正常係數內被滿足感圍繞，並渴望健康和愛。

就我所知，這正是穆勒一家的寫照，他們最棒的特質就是每個個體都是整體的一部分，不多不少。這意思是他們很幸運，從不曾失去想要永遠在一起的情感。不論他們是否本來就將此視為愛情的基調，時間的長廊讓這段關係變成唯一的零件，一種人人都在尋覓的關係。

不過，這樣的幸福就如同生命本身，都是有限的。某個夏日午後，八十六歲的凱特．穆勒在毫無前兆的情況下，因大量腦溢血死在工作的花園裡。這對華特的影響無需贅述。好幾個月來，他講來講去都是關於凱特的事，而且他盯著所有找到的合影，一看就是好幾個小時。毫不意外地，他手頭上的相片中只有三、四張是他沒站在她身旁的。畢竟，這兩位是那種想要一直黏在一起的人，這事實表現在所有被記錄下來的回憶中。

我第一次見到華特，差不多是在凱特死後一年之際。大約兩個星期之前，他曾有過暫時性腦缺血發作，類似中風，但不會持續超過二十四小時。雖然完全康復了，但三天後的每天他都感受到清晰的幻覺，而且每次的內容都一樣：凱特的臉。我建議他服用一種叫配非那靜（perphenazine）的藥物，這保證可以讓那些幻覺停止。有誰在知道他拒服此藥後覺得很訝異嗎？他說：「我寧願見到我的凱特。」

Chapter 19

The urologist's tale

泌尿科醫生的故事

由多組外科醫生團隊進行的複雜手術，在今日是很普遍的情形，所以醫科學生以及一般大眾幾乎都忘了，就在不久之前，這種程序不僅少見，而且每次進行都好像一場人體實驗。事實上，如果拿已高度發展的現代生物倫理作為標準，當時所做的某些手術應該會延遲發展個好幾年。當然，凡事都有好有壞，如今醫生團隊中其他成員會阻止我們採取某些醫療程序，要不是有他們，我們大概會在科學技術不成熟，病患狀態不允許，或是醫生專業能力不足的情況下，魯莽地進行嘗試。

比如說，雖然在一九四〇年代有些早期的心臟手術，救了一些若沒能接受手術就會消逝的生命，不過另有一些手術則是時候未到就貿然上陣，不是病人身體狀況還太差，就是外科團隊自以為準備就緒，實際上卻不然。一九六七年十二月，克里斯丁．巴納德（Christian Barnard）替病人路易斯．華許肯斯基（Louis Washkansky）完成首次技術成功的心臟移植。彼時，器官排斥的問題還沒有解答。英國、加拿大、巴西、阿根廷、法國還有好幾間美國的醫學中心，幾乎是立刻急著複製巴納德的傑作，根本不知道還需要在免疫學的研究上多下很多工夫。結果在接下來的十五個月裡，十八個不同的國家共執行了一百一十八次心臟移植，其中絕大部分的病患都在幾星期或幾個月內死亡。心臟移植的想法被擱置好長一段時間，才終於等到實驗室有足夠的進展讓它東山再起，成為今日效果極佳的常規手術。

我就曾經參與一次早期的腎臟移植案例。有關於排斥的問題，波士頓彼得伯恩畢罕醫院（Peter Brent Brigham Hospital）的數名研究人員已經找到解答，使用的藥物叫 6－巰基嘌呤（6-mercaptopurine）以及相當類似的化合物硫唑嘌呤（azathioprine）。波士頓的團隊在有效的技術程序被發展出來前不久，便於一九六二年成功的完成首次腎臟移植。受到這次結果的鼓舞，其他的醫學中心馬上著手進行自己的小型計畫，像是理奇蒙、維吉尼亞、丹佛和科羅拉多州這幾處，還有幾個歐洲國家。不過還要再過好多年，才有夠多醫院以及受此訓練的專業人員可因應逐漸成長的需求。多年來，該需求的照顧都不周道。人工腎臟機器的發明可保持血液清潔沒有雜質——這個程序稱為血液透析①——讓病患能等到適合的捐贈者出現。然而在一九六七年以前，這項手術還是只有少數幾家醫院能做，雖然有好多病患都需要接受經常性的血液透析。我的團隊以犬隻為對象，把該手術的外科技術練得盡善盡美，只等第一個病人上門。

伊果．格隆斯基（Igor Gronski）聽聞我們的事蹟，執意成為那第一個病

①譯注：血液透析在臺灣俗稱「洗腎」。實際上是在體外另造一段人工血流路徑，再藉一特殊半透膜讓某些代謝物可以析出，並未實際接觸到腎臟也沒有「洗」它。

人。格隆斯基是位五十一歲的波蘭移民，二次大戰期間他在英國皇家空軍擔任戰鬥機飛行員，膽子很大什麼也不怕。什麼都不怕，除了在他洗腎這段期間，腎臟科醫生特別交代的飲食守則。他是吃醃漬鯡魚這類食物長大的，很容易饍食不均衡，而且經常攝取過量的鹽分和水分，所以即便我們決意讓他乖乖接受血液透析也沒用。按照他的說法，他等於是拿槍抵著自己的腦袋，要求我們一有機會就幫他動腎臟移植手術。

毫不意外，第一個機會的出現是源於悲劇。一九六七年某個陰鬱的十二月天，三名坎特伯里的大三生由本地的州際公路開車南行，駕駛的視線被焚化爐冒出的煙霧遮蔽，車子失去控制。其中兩個男孩子只受了輕傷，但剩下的那位卻遭受嚴重的頭部外傷被宣判腦死，靠呼吸器支撐。他作醫生的叔叔立刻通知男孩住在加州的父母，並提議捐出一個腎臟供移植手術使用。雖然內心悲痛，或說是因為出於悲痛，他們答應了。

我們的團隊開始準備工作，格隆斯基馬上接到要他來醫院的通知。我之前就告訴過他，我從沒有經歷過人體的腎臟移植，如今我把這訊息又再重複了一次，確保他百分之百清楚自己即將步入的情況。他的熱切反應如我們所預期，接著就被帶進手術室。這時，有好幾位同事已在隔壁的恢復室，準備取出捐贈者的腎臟。就在這個時候，我接到當時的院長約翰．史坦頓（John Stanton）氣極敗壞地來電，他想瞭解為什麼我沒經他同意就開始動手。我對院長的干涉非常火大，所以就直接嗆了回去。我早就得到新上任外科主任吉姆．柯森（Jim Corson）的同意。我勇敢地把院長的電話掛了，直接往小恢復室走去，因為吉姆打算對我提供道德支持。此時腎臟已被取下，血管和其他小管全都用適當的生化溶液浸泡著。我走進手術室，帶著裝了一邊腎臟的盆子。

手術進行得相當順利。二十分鐘後，我把捐贈者的動脈和靜脈與受贈者的動靜脈接起來，很高興地看到有一丁點尿液由輸尿管中滴出來，接著要把這根細管子接到格隆斯基的膀胱。我感到十分自豪，準備要下縫合的第一針，赫然驚覺我把腎臟放反、上下顛倒了。不過，我突然想起幾十年前還是醫科新生時，在生理學課堂上學到的知識：即使一個人頭下腳上倒立著，尿液還是會往正確的方向流，因為一種叫蠕動的波狀運動會推進尿液。我鬆了好大一口氣，完成縫合，極開心地看到格隆斯基持續製造他幾個月來的第一份尿液。手術徹底成功。若不算波士頓、理奇蒙、丹佛，坎特伯里就是做腎臟移植的第一間美國醫院。

大約一年半之後，格隆斯基決定回老家波蘭定居，他在那被視為現代醫學奇蹟的驚人實例。當時用來避免排斥的是可體松，但是即使在美國也還沒有人能夠把藥量標準化。他回國後沒幾個月，有一天，我接到一通從格但斯克（Gdansk）打來的電話，電話那頭是在當地治療我那位病人的泌尿科醫生。格隆斯基突然出現腹膜炎，幾乎可確定是因為可體松過量使得直腸內壁變薄，最後終於穿孔了。他在幾天後過世，是醫學進展路途上的受害者，這進展改善他的生活將近兩年。

泌尿科醫生故事的後話

伊果・格隆斯基是個複合獸（chimera），體內帶著別人器官的每一個受贈者都是複合獸。複合獸這個字首度出現在荷馬的《伊利亞德》，用來形容一種神祕的生物，「牠是一種神造的，卻不是人，有獅面及蛇尾，身軀卻是山羊，呼氣都是可怕的火紅烈焰」。由此發展出這個字的現代意義，指某個想法（就和那傳說中的怪獸一樣）奇幻而怪異，也就是不可能實現的意思。

解決了器官移植的謎題，科學家已證明複合獸也許並不那麼虛幻。完整而複雜的器官，如今可由一位成年人移植給另一人。我們所處的這個時代，一個或多個器官移植是經常進行的手術，而腎臟是各器官移植的先鋒。

器官移植史講的是科學家逐步進化，理解每個人的細胞裡都有他獨特的內容，也使細胞具備不可改變的特徵。用比較適合的詞彙來說，或許可以稱之為「個性」。細胞的個性被發現後，下一步就是找出它的成分：這細胞和它的同伴之間共享的特質到底是什麼，為什麼能讓它屬於某人，又和其他人全不相容？生物是用什麼機制辨識出由其他生物而來的細胞，又是用什麼機制排斥外來細胞，視它們為不受歡迎的入侵者並摧毀之？一旦發現這些機制的本質，又該如何克服？

我們逐漸瞭解，身體產生名叫抗體的蛋白質去摧毀名叫抗原的外來物質（例如細菌），和移植排斥的過程類似。宿主的體液和細胞辨認出外來物，並製造出摧毀它們的物質。對移植抗原的搜尋，一九四〇年代後期才開始，到一九五〇年代前期，已能夠展開一種初步的組織分型，就和血液被分型並與特定接受者交叉比對的方法有些類似。

雖然如今的組織分型程序，複雜度已遠勝過早期發展階段，但完美的相容性永遠也不會出現，因為臨床結果涉及許多較不重要的抗原。不過，有兩條理論上可行的道路可以探索：讓宿主的免疫系統更能容忍捐贈者的移植抗原，或降低捐贈者器官的威脅性。前一條道路的成就比較顯著，已經被認可為進一步研究的可行基礎。事實上，現今的器官移植技術正是由此發展而來的。

目前，唯一沒有免疫系統困擾的是同卵雙胞胎之間的移植，因為捐贈者和接受者出自同一個卵子，因此具備相同抗原。第一例長期成功的腎臟移植，是由波士頓的彼得伯恩畢罕醫院，在一九五四年替兩位同卵雙胞胎進行的。

當免疫系統的抑制搬上實用舞臺，臨床器官移植的時代就來臨了。一九五三年十月，《自然》雜誌發表了一篇由彼得．米達瓦（Peter Medawar）與兩位同事合著的一篇論文，其中提到將老鼠細胞植入另一個仍在胚胎階段、尚未發展出免疫防衛的老鼠體內，可製造出「主動獲得的容忍性」（actively acquired tolerance）。這種可能性在研究人員間掀起一陣新希望，競相投入研發抑制免疫系統的藥物及其使用準則，藥物引發之容忍性的研究就此展開。洛伊．坎納（Roy Calne）和原來做雙胞胎器官移植的外科醫生約瑟夫．墨瑞（Joseph Murry）合作，用6－巰基嘌呤後來再加上與此藥相當類似的化合物硫唑嘌呤，得出標準用藥。畢罕醫院的團隊取得相當的成功，不久後，美國以及歐洲的許多醫學中心才紛紛發展出安全有效的腎臟移植法。對逐漸成長的受贈者而言，這是實用的好消息。配合清理血中雜質的人工腎臟機器，病患能夠等待合適的捐贈者出現，再進行移植。

大多數受贈者的捐贈人，通常都是剛被宣布死亡的年輕人。經過適當的配對並小心處理免疫抑制，死體腎臟移植已取得超過百分之八十的成功率。

還有一些因素也很重要，像是類固醇的使用以及環孢靈的發展，後者是在挪威意外發現的真菌衍生藥物。環孢靈很快就成為器官移植手術中的主要藥物。事實上，環孢靈的引進確保免疫抑制的作用，手術超過八成的成功率有不小部分得要歸功於它的加入。雖然一九六七年格隆斯基接受移植時還沒有環孢靈，我們的泌尿科醫生仍以其他藥物搭配類固醇做為免疫抑制。類固醇的劑量很難控制，這也是格隆斯基的主要死因。我們可以這麼說，當時若已開始使用這神奇的藥物，故事的主角現在可能還活得好好的，在格但斯克路邊的咖啡座享用醃漬鯡魚。

Chapter 20

The pediatrician's tale

小兒科醫生的故事

這個故事很短，不過我有兩個好理由。第一個理由很簡單，因為這故事談到腦積水症，而說書人告訴我他已講過一個帶有此異常的病患。我並不因此退縮，因為他請我跟他說說，我所見過最值得懷念的病人。符合這個條件的小孩恰巧患有腦積水症，所以囉，他不得不聽這故事，除非他打算放棄。如果他決定留下這故事，就會得到一個篇幅比較短的故事

畢竟，讀者讀過神經科醫生的故事後，對於此病症應該已經很熟悉了，我用不著描述得太過詳細。

不過，這個故事如此簡短的另一

個重要原因，是因為敘述者的關係。我來自佛蒙特州，我們綠山男兒的沉默寡言是出了名的：你還記得柯立芝總統（Calvin Coolidge）嗎？擔任美國總統的四年期間，很難得開金口。我們每個人都是這樣，所以在此我要信守之前的承諾，而這將是本書最短的一個章節。

加入波士頓的某個醫療團隊之前，我在家鄉的一個小鎮獨立開業長達十年之久。以佛蒙特州的標準來算，所謂的小鎮真的很小——全佛蒙特州的人口只有五十萬人。因此，你可以想像得到，如果有個家庭從水牛城那樣的大都市搬來，一定有好多地方需要適應。我要講的那個家庭有個患了先天性腦積水症的四歲男孩，他們突然發現自己的小寶貝要由一位鄉下來的小兒科醫生（就是敝人在下我）照顧，不再是那位打從他出生就追蹤病情至今的神經外科教授。那位母親是我見過最神經質的女人。她被告知說，腦積水症的病情已經被「阻止」了（你就別管這是什麼意思啦），因此並不需要裝引流器。她還被告知說，每三個月要帶孩子回診追蹤，來的時候教授會拿個簡單的皮尺量一量小男孩的頭圍，問幾個發育的問題，在病歷表上寫個一兩句話，再安排下次回診的時間。根據我的猜測，他以為這樣好心的密集追蹤會讓這個媽媽的心裡踏實些，結果卻適得其反。

第一次和男孩見面時，我發現他除了頭部尺寸有一點大，看起來似乎相當正常。他的媽媽比他更讓我擔心，她是所謂的「緊張大師」，滿心掛念的都是腦積水症是否在不知不覺間惡化了，甚至造成尚未能偵測出來的腦部損傷。教授的照顧方式根本沒真正讓她放心過。她一直認為會要做或這或那的複雜外科手術，但卻看到自己的小男孩被一點也不先進的皮尺測量。她帶那男孩的方式就好像非得時時刻刻盯著不放，只要她的眼睛短暫移開一下，就會發生什麼禍事。水牛城的精神科醫生再三向她保證也不管用，後來只得開些鎮靜劑給她。於此同時，水牛城的神經外科醫生退休了，而她對新來的主任沒什麼了解。

在很小的城鎮開業，最棒的就是沒什麼事忙，所以醫生可以隨心所欲的和每一位病人相處，要花多少時間就花多少時間。當然，這說法在佛蒙特州尤其貼切，在這裡，沒有任何事的步調快得起來。所以我有很多時間可以和赫爾伯特太太（Mrs. Hurlburt）聊聊，她的神經質使她比我小診所裡大多數的媽媽還要長舌。經過冗長的會談之後，我總算明白她的煩惱是因為參不透，病情已被「阻止」和需要經常追蹤測量的表面矛盾，雖然那只是很基本的測量。

那天下午，我把測不準原理拿出來仔細查考一番，決定要和問題正面對決。我告訴這位媽媽不用再經常回診了，孩子的頭圍也只要在正規兒童檢查時測量就好，而且我確信她對這小傢伙的關心已經過頭了。我打電話給水牛城新任的神經外科主任，然後把我的做法告訴他。雖然他不願意改變上一位主任的安排，但還是同意了。

我在那小鎮又待了五年，期間常見到這男孩，每隔兩回才幫他量一次頭圍，這位媽媽也不再需要吃藥了。她在兒子二十一歲生日時寫信到波士頓給我，說他一切都很好，而且現在是佛蒙特大學的三年級生。已有好多年沒人測量他的頭圍。

Chapter 21

The narrator's tale

說書人的故事

在一本專門獻給（至少有一部分）「我所知最令人難忘的病人」的書中，留一些篇幅給「我所知最令人難忘的醫生」，或者是「我所聽過最難忘的醫生經歷」也是應該的。所以說，在此我要出動所謂的說書人特權——如果真的有這種東西的話——講一個故事，故事的主角出生在布魯克林區某間雜貨店的樓上，後來躍升為美國醫學界的頭號人物之一。他走過八十七年充滿冒險的的人生旅途，在此記下他最刺激的一次人生歷險。

丹尼．法珀（Danny Farber）對他的職業生涯幾乎是保密到家，所以為了挖出接下來你所讀到的故事，我和我們共同的朋友以及工作夥伴訪談了好幾次。他這個人對於之前從沒談過的話題很能放開來談，所以當我挖出什麼特別有趣的經歷而去向他求證時，他並不會拒絕透露其中細節。接下來要說的有趣經歷，在我看來是他迷人的一生中最迷人的一段時光。

丹尼的故事要從那間小小的家庭公寓說起，在美國加入第一次世界大戰前幾年，他和弟弟艾爾（Al）先後出生在這間公寓裡。兩人的高中學業成績都很優秀，都錄取哥倫比亞學院，並拿到獎學金。丹尼很想繼續留在哥倫比亞的醫學院深造，可是當時少數族裔的名額有限，因此他的醫學學位是在紐約大學以及貝爾維醫院（Bellevue Hospital）獲得。他的實習醫生訓練是內科，卻出乎意料地發現自己對麻醉科很有興趣，這門專科在那時根本乏人問津，即使寥寥可數的教授群中有位赫赫有名的魯汶斯坦醫生（Dr. E. A. Rovenstine），也只吸引了三兩位實習醫生加入這個領域。

丹尼的際遇因時代而有了轉折。珍珠港事件後不到一年，他自願入伍成為那時的陸軍航空隊醫官，在好幾處軍醫院服務，後來被派往英格蘭的大型基地，美國軍機每天都從那基地出發前往德國進行大轟炸。他的任務是照顧返回基地的受傷機組員，在那待了六個月之後，他已累積了豐富的外傷處理經驗。他的處理方式在那時還沒有正名，所以他並不知道自己醫治那些年輕人的同時，也在學習以及發明心肺急救的基礎技術，以及嚴重外傷患者的體液平衡與血液代換。這些技術對他日後發展以生理學為基礎的麻醉術，極為重要。

丹尼是個細心的觀察者，他認為如果能夠看到傷口是如何維持的，一定更能瞭解外傷和體液平衡之間的關係。他開始遊說一位飛行員朋友帶他去出一、兩次任務，但軍方嚴禁這類事情的發生。丹尼堅持不懈，有一天，他的朋友終於同意帶他一起出轟炸史特拉斯堡的任務，因為這趟任務夠近而且夠安全，雖然有些人可能因德軍的防空炮火而受傷，但被擊落的機率微乎其微。轟炸任務的執行完全照著計畫，沒有意外狀況，機上承載的彈藥全數投出，毫髮無傷的B—17很快就啟程回航，而且丹尼在這趟任務期間也得到許多重要的觀察心得。不幸的是，飛機在飛越維琪法國領空的回程上被流彈擊中。

飛機勢不可免就要墜地前，飛行員拿了降落傘給丹尼，幫他穿戴好，告訴他開傘索的位置，然後叫他跳機。後來丹尼告訴我，他不記得自己有沒有來得及照著飛行員的指示跳機逃生，只知道他在兩天後才醒來，左臂和胸部都被層層包裹躺在擔架上，由四位法國反抗軍成員抬著往庇里牛斯山區前進。他根本不曉得那兩天發生了什麼事，很快地，有人告訴他這次墜機的生還者只有他和另一位機組員。反抗軍甫將他和另一位美國人送到西班牙境內，他們就迅速地被救護車載往軍醫院（戰爭後期，法國人似乎對同盟的士兵變得比較友善），治療他斷掉的左手臂和鎖骨。三個星期後他回到國內，才發現胸部的鈍傷非常嚴重，把他的橫隔膜弄破一個大洞。終其一生，胃都有一部分上下顛倒而且還黏到左肺，需要極小心的飲食控制，因為他一直不願接受開刀治療，直到八十四歲那年，他才因胃扭轉不得不進行困難而且非常危險的緊急手術。

二〇〇一年九月十一日過後沒幾個星期，我發現丹尼的西裝領上有個從來沒見他戴過的勳章。我追問這枚勳章的來歷，他卻一笑置之，說只是因為「那些二次大戰的老古板們，突然沒來由地把他們在歐亞戰場上得到的勳章翻出來炫耀，所以我也決定像那些人一樣把它戴上」。那是一枚銀星勳章，是美國第三高的軍功勛章，表揚作戰時的英勇表現。丹尼推說他不記得受勛時的讚詞，後來我才知道那是為了表揚他在B－17墜落後一直到他昏倒前的英勇行為。對此他一點印象也沒有，所以一定是另一位生還者向軍方報告的。據說丹尼不僅救了那個人的性命，當反抗軍出現時，他還在照顧另外幾位傷患。

一九四五年初，丹尼出院了，他緊接著重返貝爾維醫院，跟隨魯汶斯坦完成麻醉科的實習醫生訓練。此時的他不僅已見識過血液及體液適當平衡的重要性，也見識到戰場上合格醫生的不足。魯汶斯坦安排他加入哥倫比亞的醫生團隊，可是他堅持不願接受，除非他能夠擔任主任，畢竟他是成員中唯一受過完整訓練的人。他不但堅持要做主任，還進一步要求麻醉科獨立成為全新的專科。校方別無選擇，即使除了劍橋大學、威斯康辛大學和紐約大學之外，該部門在任何地方都附屬於外科。哥倫比亞為此又叫又跳，但他們因而得到一個全新的專科，還有一位受過內科完整訓練的三十五歲系主任。時值一九五二年。

丹尼立即運用他對腎臟和心血管功能的理解，將得來不易的體液調節和嚴重外傷知識補足。他吸引了一群積極好學的年輕住院醫生，替這個新部門錦上添花，要不了多久，這個新單位就發表了好多研究報告。他的盛名更熾。隨著麻醉科在一九五〇和六〇年代紛紛成立，他所主持的麻醉科便成為最受歡迎、最有競爭力的麻醉科。在另外五、六位系主任以及單位主管的幫忙下，丹尼．法珀讓這門專科脫胎換骨，麻醉科歷史學會（Anesthesia Historical Society）因而將他列入名額有限的「麻醉科傳奇人物」之一。

丹尼在哥倫比亞待了二十五年，婉拒了好多間醫學院的院長職缺。他有個心願，想帶領一間尚未受重視的醫學院，就像他改造自己的專科那樣，把它變成公認的一流醫學院。他在佛羅里達大學達成了這個願望。

丹尼．法珀還有許多值得一提的地方，包括眾多科學成就方面的獎項、美國政府在歐亞各處的特別任務代表、國外頒發給他的許多榮譽學位和其他獎項，最後還有他在佛羅里達大學服務十四年，以校長身分退休後，費盡千辛萬苦得來的英國文學博士學位。完成博士論文取得學位時，他已經七十六歲了，後來還以此主題出版了《浪漫文學、詩藝與外科沉睡：文學如何影響醫學》（*Romance, Poetry, and Surgical Sleep: Literature Influences Medicine*）這本名著。

由我來為丹尼的博士論文下結論，對他和他那發人深省的論文並不公平，不過他的基本看法是說：文學及詩學方面的浪漫派運動（Romantic Movement）改變了大眾對於疼痛和折磨的觀點。上述改變的發生，讓止痛和手術麻醉成為重要的研究對象，終於在一八四〇年代中期，促成乙醚和一氧化氮之類藥劑的使用。這些都是早就為人熟知的化學藥劑（乙醚幾乎已被發現三百年了），然而一直要到浪漫運動讓廣大群眾開始在意他人的痛苦，不再視之為人類必然的宿命後，這類藥劑才因有助於舒緩疼痛而受到重視。

丹尼就連離開人世的方法都很不一樣。二〇〇一年九一一攻擊事件後，他決心要搞清楚伊斯蘭思想的難解之謎，於是花費大量時間研究這個信仰及其相應的世界觀，還拿這主題在亞斯本研究院（Aspen Institute）辦了一場研討會，多年來他一直是這個機構的董事會成員。二〇〇二年的十二月初某天傍晚，他在網路上搜尋新資料時，表示視線突然變得模糊，接著便倒地不起。五小時之後，他就因腦溢血與世長辭，享年八十七歲。

丹尼的一生過得很充實，有辛勤工作的喜樂、家人和一群有趣友伴的愛，還有許多表彰他對科學貢獻、他人安適以及他人成就的獎章。他就是我所知最另人難忘的一位醫生。他的所作所為，他對我們這些有幸與他建立親密友誼的人來說意義非凡，我在此寫下的僅是精簡的提要。雖說外科麻醉術永遠都會是他的專業遺產，但他如詩般的浪漫一生才最教人難忘。

跋

我們在這本書裡讀到罕見疾病，例如腦積水症，某些專家卻是天天都在看；也讀到常見的疾病，像是糖尿病，它們有時發作起來也會重創人的生活。我們讀到看似較輕微的困擾，像是皮膚科醫生故事中所描述的紅疹，它們所引發的苦難遠超過對身體的實際作用；也讀到足以致命的嚴重病症，後續發展卻似乎是不藥而癒。書中描寫了一件二十世紀的病例，可往回追溯到四百年前害某人喪命的問題；而纏擾另一些病人的症狀，卻直到最近才找出原因或者治療方法。我們讀到醫生和病人之間的互動，永久地改變了對方的生活；也有一些醫病關係僅止於診斷和治療的那段時間。事實上，在每個情況下，病人都是醫生的老師，即使當下雙方都不曉得。在每個案例中，我們都能看到這獨特的互動關係，也就是所謂的醫病關係，不管它是否看似膚淺平淡，就像外科醫生故事中所描述的，或者是像心臟科醫生以及內科醫生故事裡的那種深厚感情。誠如前人所說，醫學史本身談的就是生命的一切面相。不論自知與否，每個醫生都是一位哲學家。

這本書裡收錄的故事，都是我從即將退休或已退休的醫生那兒聽來的，這些故事合成出一個完整的、關於過去半個世紀醫療作為的圖像。故事主題從出血息肉的治療到器官的移植，從單純的異常生理結構視診到當代醫學最先進的技術。大致而言，這些故事的時間跨越最晚到一九七〇年代為止，那時超現代醫療的卓越奇蹟，已逐漸開始取代曾經吸引無數有為青年加入這個領域的手動醫療。這並不是說現在的年輕醫生不如他們的前輩——只是點出二十一世紀的強大診斷工具，已大規模地取代了對患者徵候與症狀的仔細研究。身體檢查和病史詢問仍是診斷的依據，可是並不像三十年前那麼被看重，因為有些大型昂貴的儀器已能揭露出某些可能被傳統辦法忽略的部分。

基本上，這一切都是好事，因為如今診斷變得比以前更快更準（雖然也比較花錢），治療也是如此。可是有些東西已經不見了，而這份損失是否要緊我們也無從分析。疾病診斷的基本支柱是判斷，而不是數據、資訊或知識，將病人分門別類並以數字演算的方式斟酌診斷與治療所帶來的壞處，是否打消了能夠得到這麼多數據的好處？醫學院已看到這個問題，於是提供臨床判斷的課程。大約兩千五百年前，希波克拉底就曾告誡他的同行，正確的判斷永遠都是醫療最困難的技術。

科學人文 74

醫魂：醫療現場的21則啟發（十週年紀念版）
THE SOUL OF MEDICINE: TALES FROM THE BEDSIDE

作者	許爾文．努蘭（Sherwin B. Nuland）
譯者	崔宏立
主編	陳怡慈
責任編輯	周岑霓 蔡佩錦
執行企劃	林進韋
美術設計	Jupee
內頁排版	SHRTING WU
董事長	趙政岷
出版者	時報文化出版企業股份有限公司 108019 台北市和平西路三段240號一至七樓 發行專線｜02-2306-6842 讀者服務專線｜0800-231-705｜02-2304-7103 讀者服務傳真｜02-2304-6858 郵撥｜1934-4724 時報文化出版公司 信箱｜10899臺北華江橋郵局第99信箱
時報悅讀網	www.readingtimes.com.tw
電子郵件信箱	ctliving@readingtimes.com.tw
人文科學線臉書	www.facebook.com/jinbunkagaku
法律顧問	理律法律事務所｜陳長文律師、李念祖律師
印刷	勁達印刷有限公司
初版一刷	2009年12月7日
二版一刷	2019年11月1日
二版二刷	2021年12月30日
定價	新台幣300元

時報文化出版公司成立於一九七五年，並於一九九九年股票上櫃公開發行，於二〇〇八年脫離中時集團非屬旺中，以「尊重智慧與創意的文化事業」為信念。

ISBN 978-957-13-7982-1｜Printed in Taiwan

醫魂：醫療現場的21則啟發（十週年紀念版）／許爾文．努蘭（Sherwin B. Nuland）著；崔宏立 譯. - 二版. -- 臺北市：時報文化, 2019.11｜256面；14.8x21公分. --（科學人文; 74）｜譯自：THE SOUL OF MEDICINE: TALES FROM THE BEDSIDE｜ISBN 978-957-13-7982-1（平裝）｜1.醫學 2.醫師 3.軼事｜410.7｜108016275